イラスト版こころの健康クリニック

大人のアスペルガーを知る本

東京学芸大学名誉教授 大学入試センター特任教授 上野 一彦 監修

大人のアスペルガーのためのノート

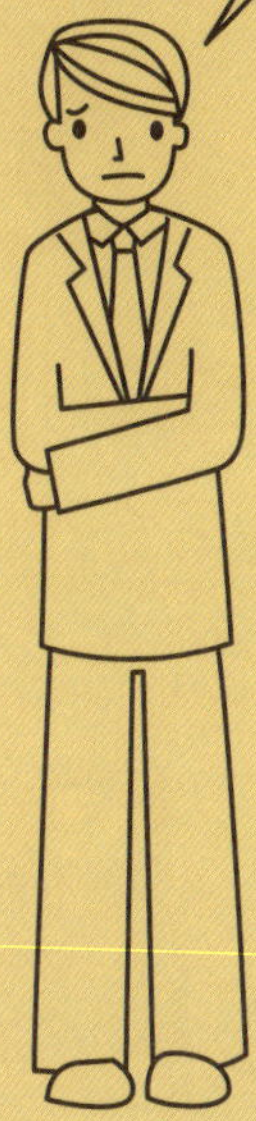

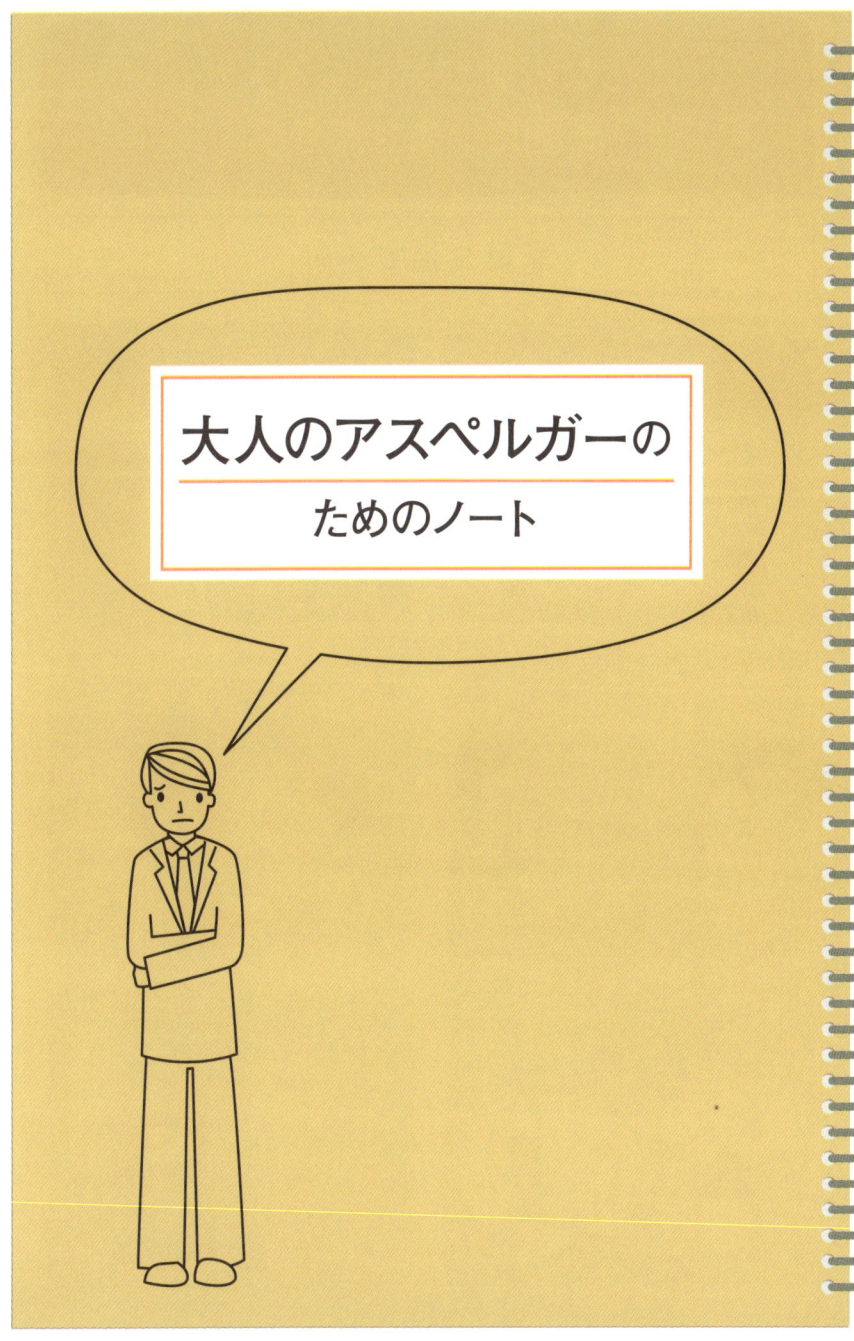

こんな行動が気になる人が、周囲にいませんか？

家庭生活で……

いつも自分の都合を優先し、家族をかえりみない。

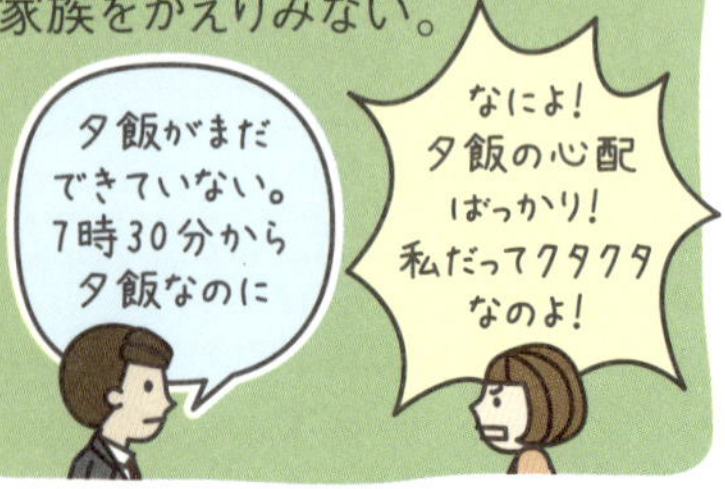
夕飯がまだ
できていない。
7時30分から
夕飯なのに
なによ！
夕飯の心配
ばっかり！
私だってクタクタ
なのよ！

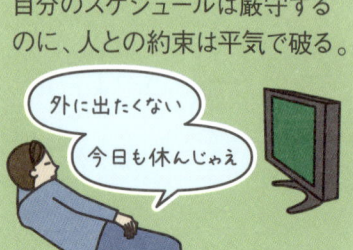

自分のスケジュールは厳守するのに、人との約束は平気で破る。

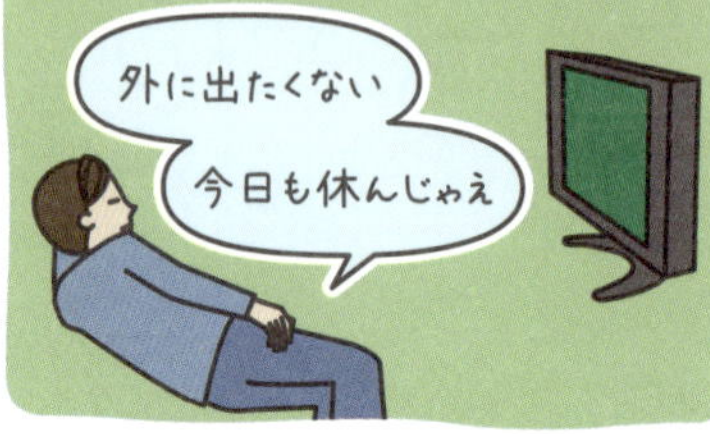
外に出たくない
今日も休んじゃえ

家族とのスキンシップを嫌がる。

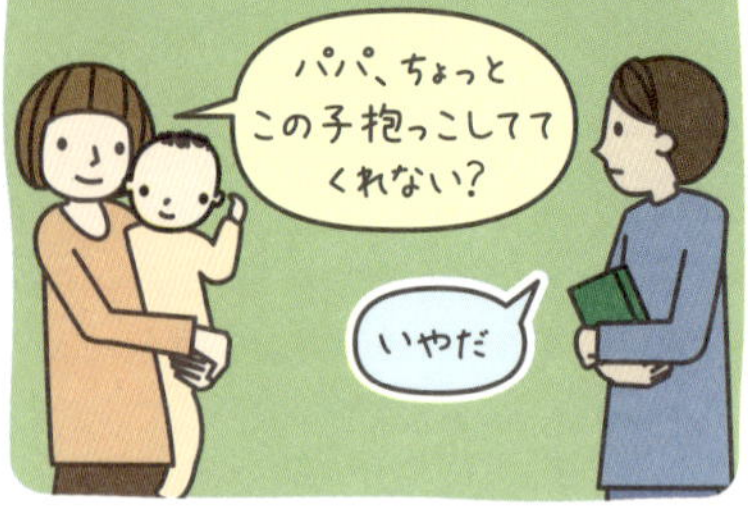
パパ、ちょっと
この子抱っこしてて
くれない？
いやだ

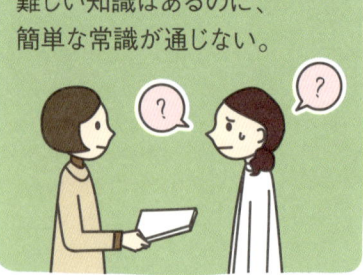

難しい知識はあるのに、簡単な常識が通じない。

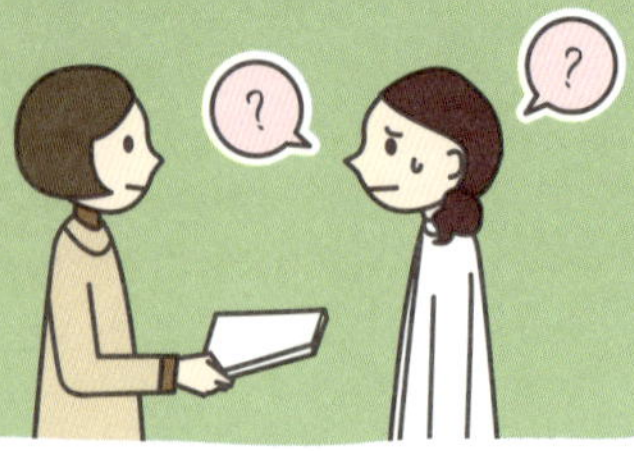
？
？

すごく不器用で、洗濯や料理ができない。

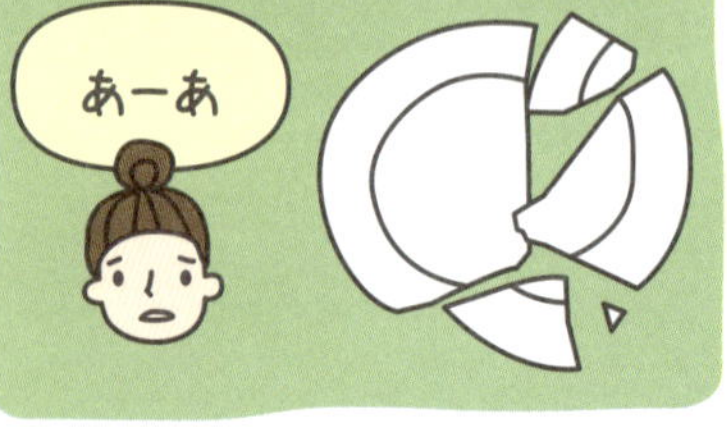
あーあ

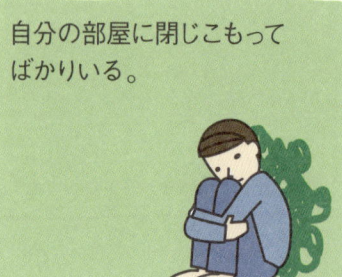

自分の部屋に閉じこもってばかりいる。

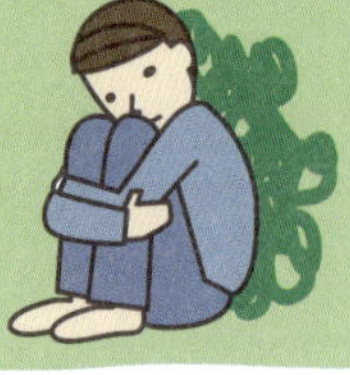

職場で……

TPOに合わせた服装や言動をしない。

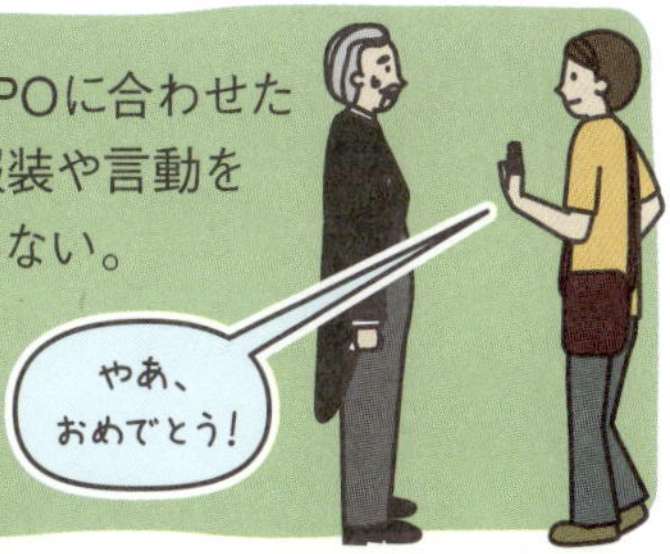
やあ、おめでとう！

相手がグサッと傷つくようなことを平気で言う。

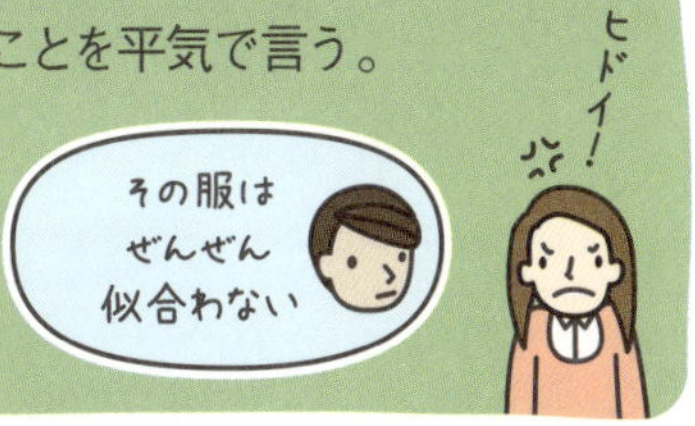
その服はぜんぜん似合わない
ヒドイ！

冗談が通じない。

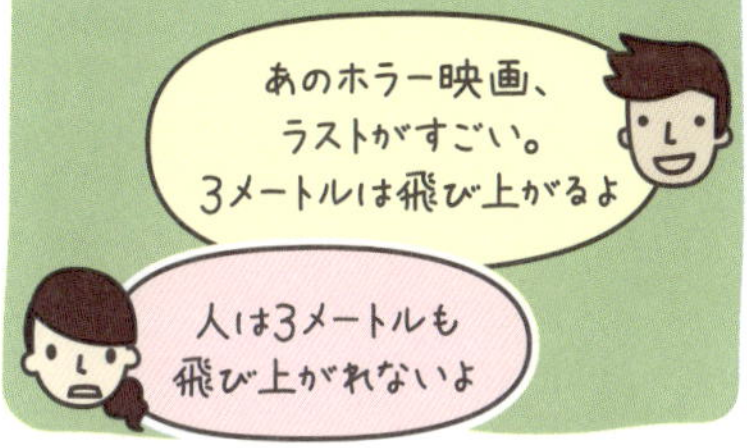
あのホラー映画、ラストがすごい。3メートルは飛び上がるよ
人は3メートルも飛び上がれないよ

職場の飲み会を「つまらないから」と言って欠席する。

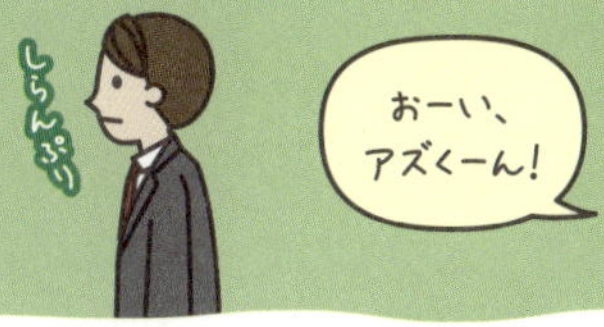
しらんぷり
おーい、アズくーん！

学生時代は優秀だったと聞くが、仕事ができない。

100

専門分野では有能だが、簡単な業務がまるでだめ。

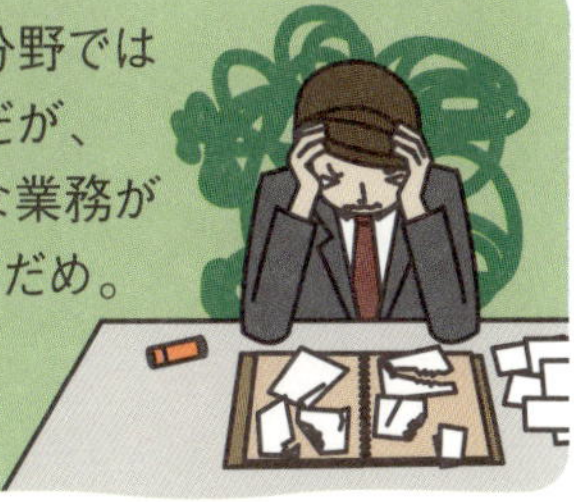

空気を読まずにトンチンカンな発言をする。

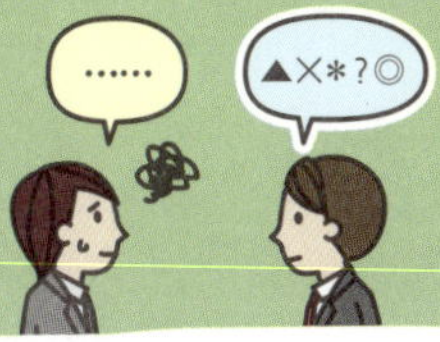
……
▲×*?◎

皆で盛り上がっている時に一人で白けた顔をしている。

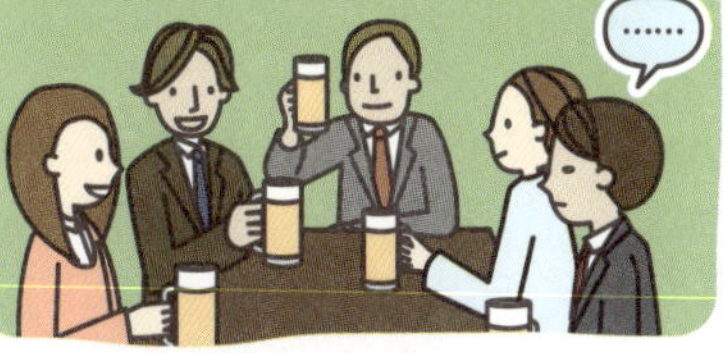
……

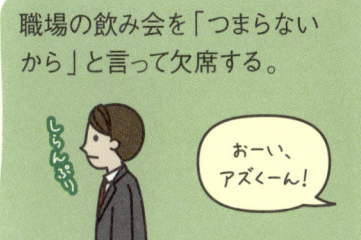

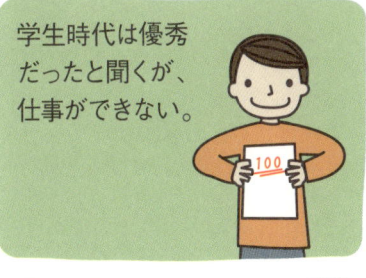

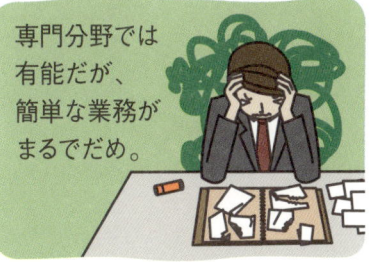

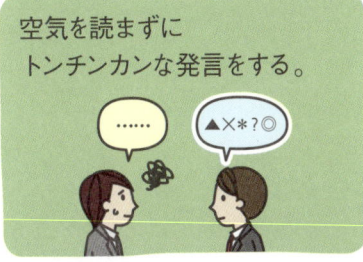

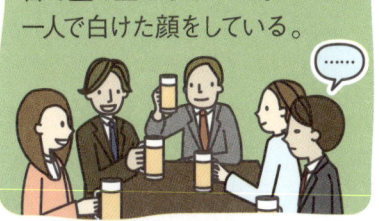

← その人は、「アスペルガー症候群」かもしれません…

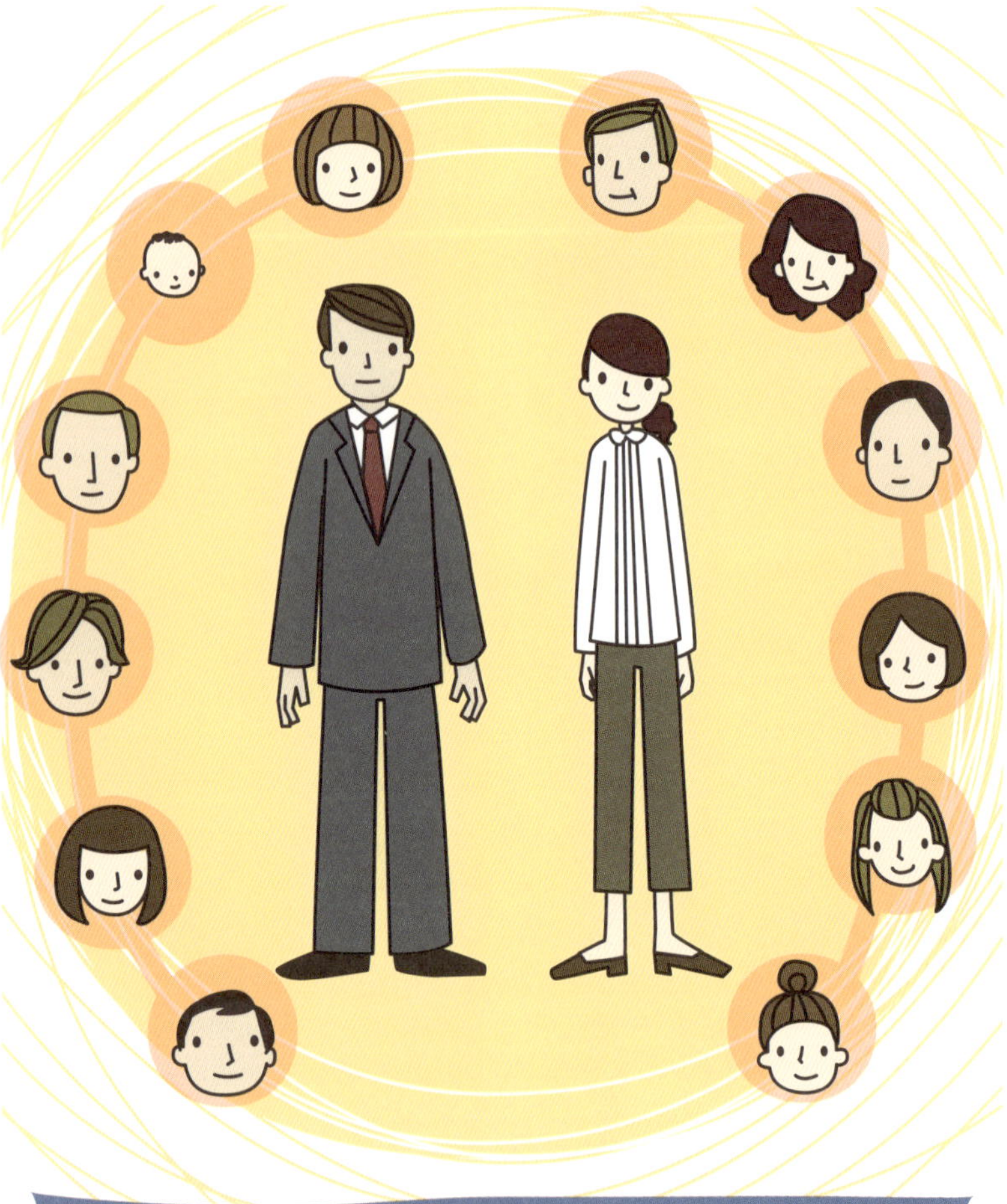

アスペルガー症候群は

個性の一つととらえて、

周囲がサポートしていこう

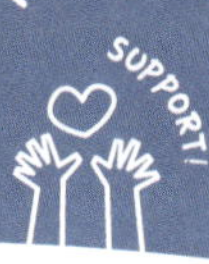

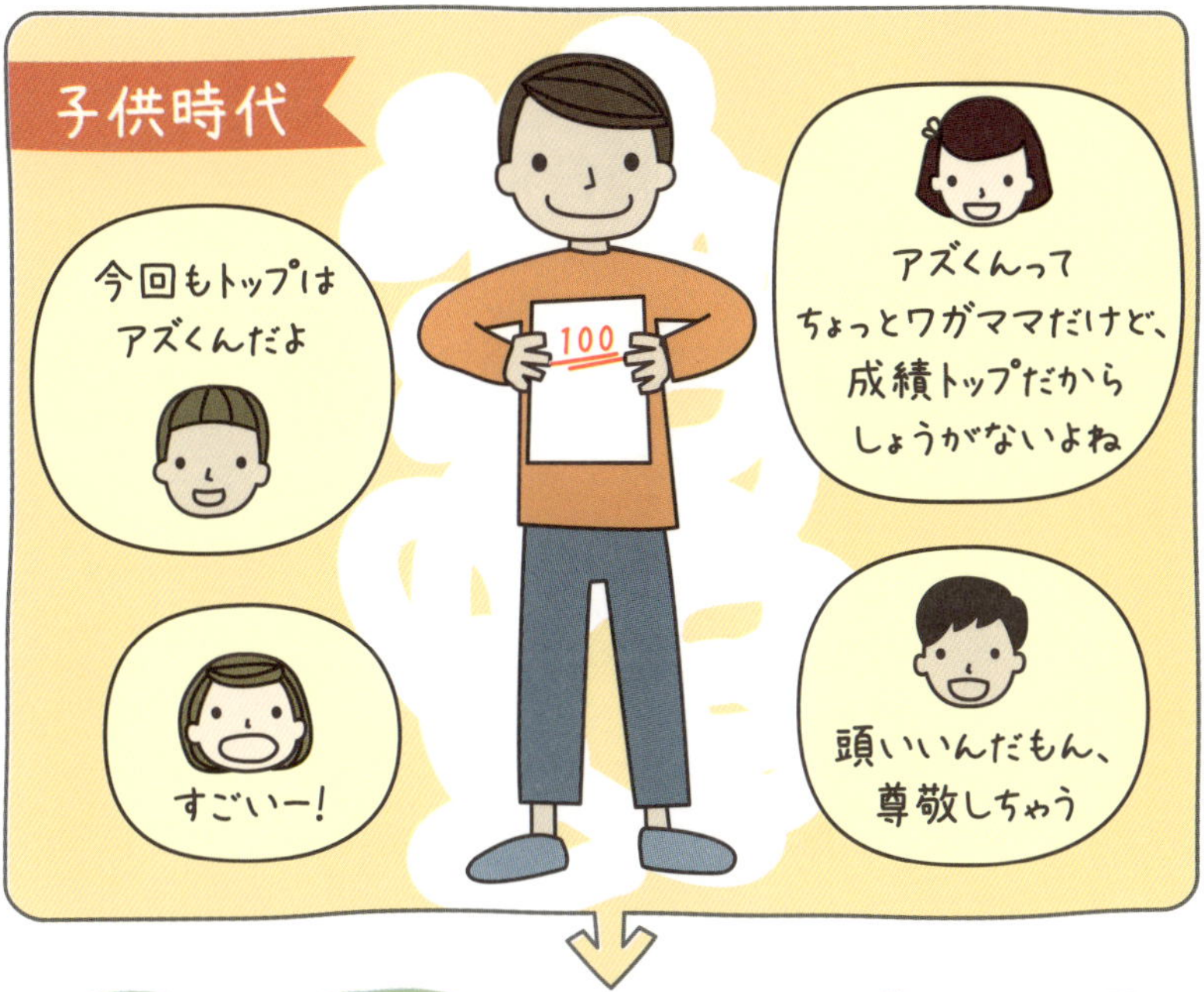
子供時代
今回もトップはアズくんだよ
100
アズくんってちょっとワガママだけど、成績トップだからしょうがないよね
すごいー!
頭いいんだもん、尊敬しちゃう

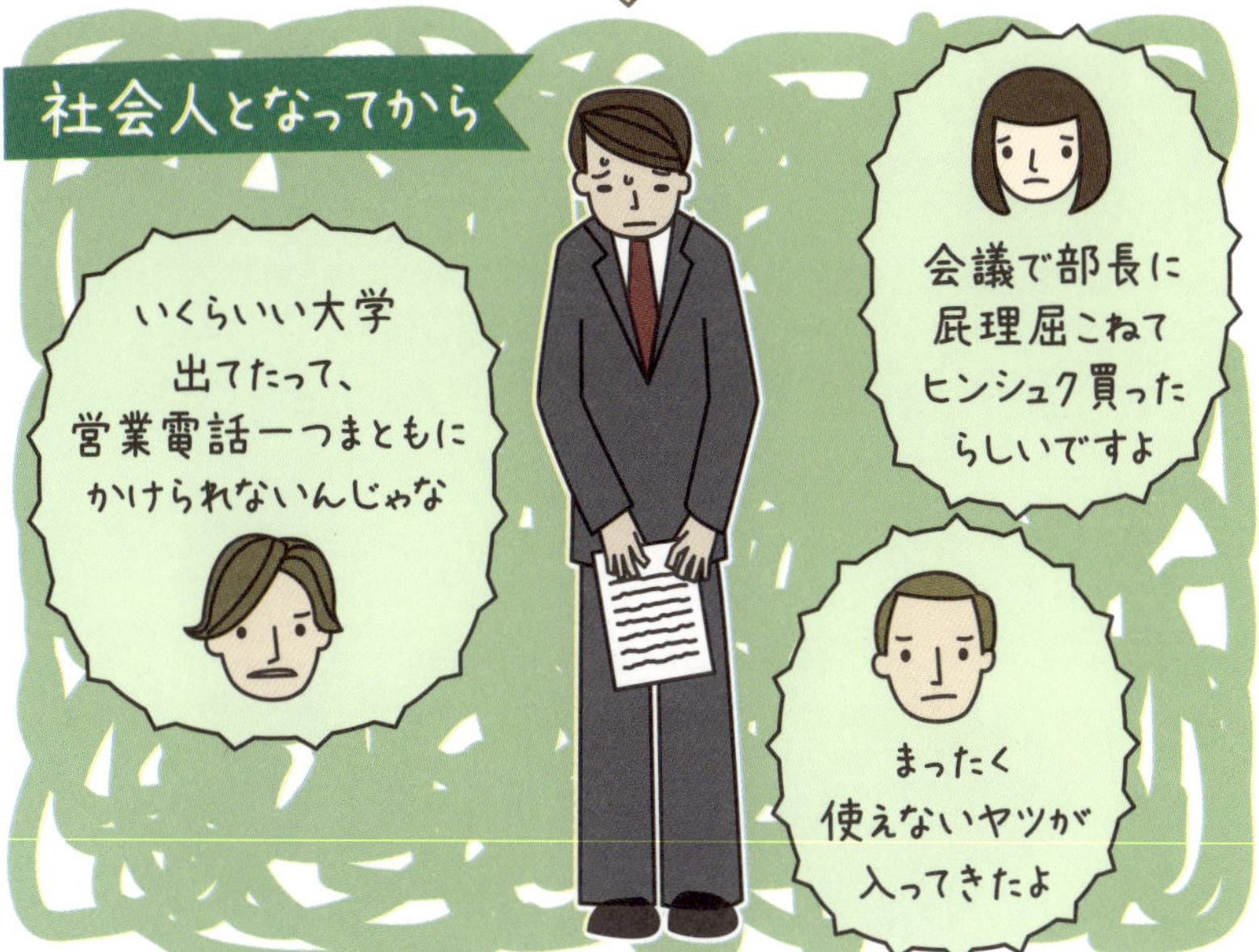
社会人となってから
いくらいい大学出てたって、営業電話一つまともにかけられないんじゃな
会議で部長に屁理屈こねてヒンシュク買ったらしいですよ
まったく使えないヤツが入ってきたよ

自閉症の診断基準となる三つ組の特性

1 対人関係を築くのが困難

他人と共感しにくいため、社会性が育ちにくい。

2 言葉によるコミュニケーションが困難

言葉による意思伝達が苦手で、
相手に伝わりにくかったり誤解を受けやすい。

3 行動に強い偏りがある

興味や活動の範囲が極端に狭く、
行動に偏りがある。

このうち①と③の特徴があり、かつ知的障害が認められない場合

↓

アスペルガー症候群

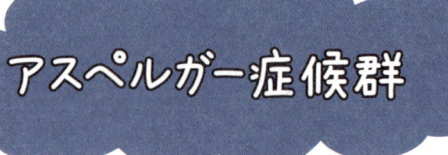

すべての短所は長所にもなる

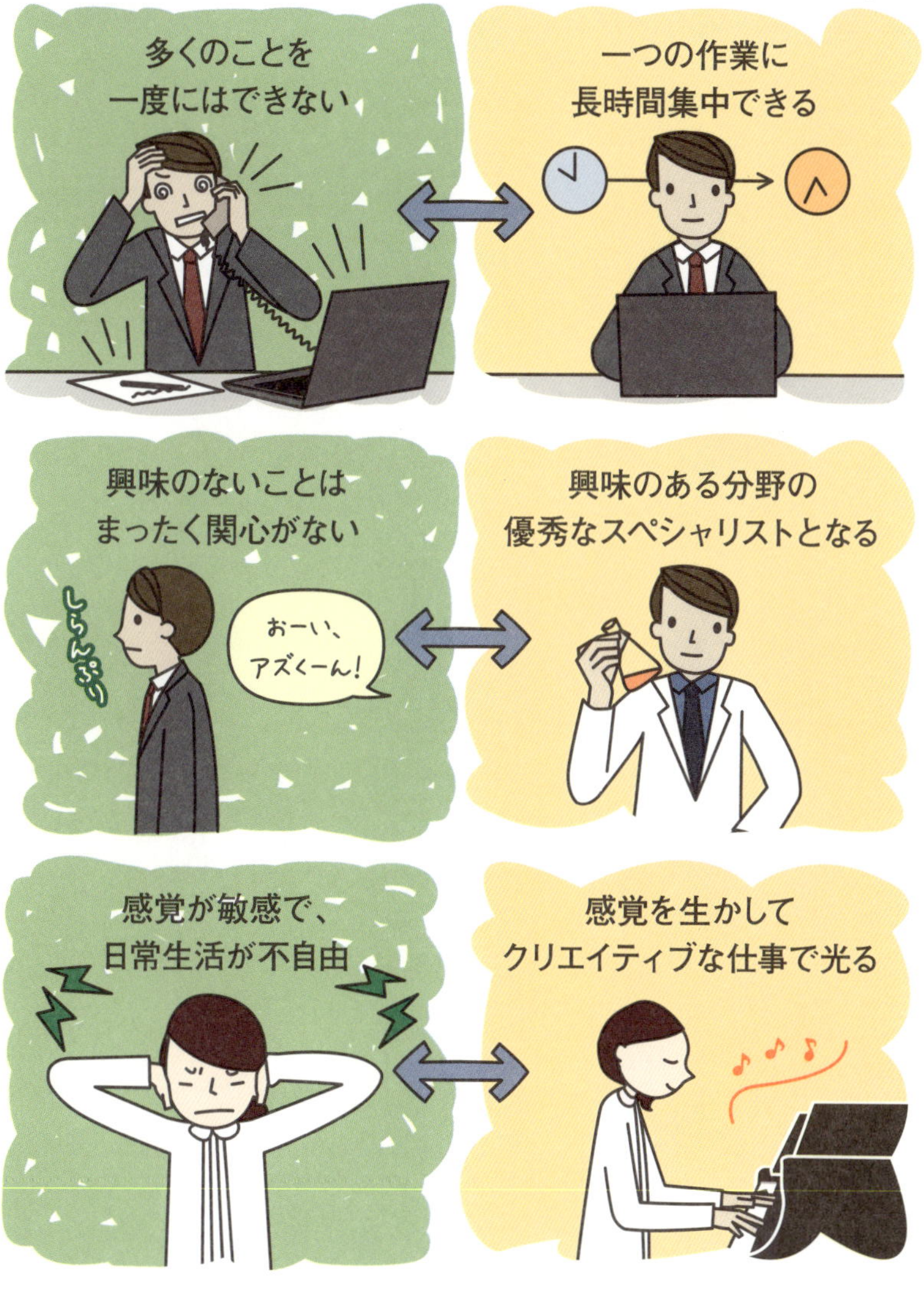

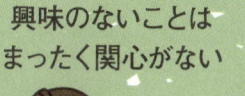

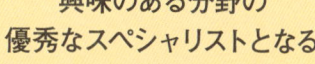

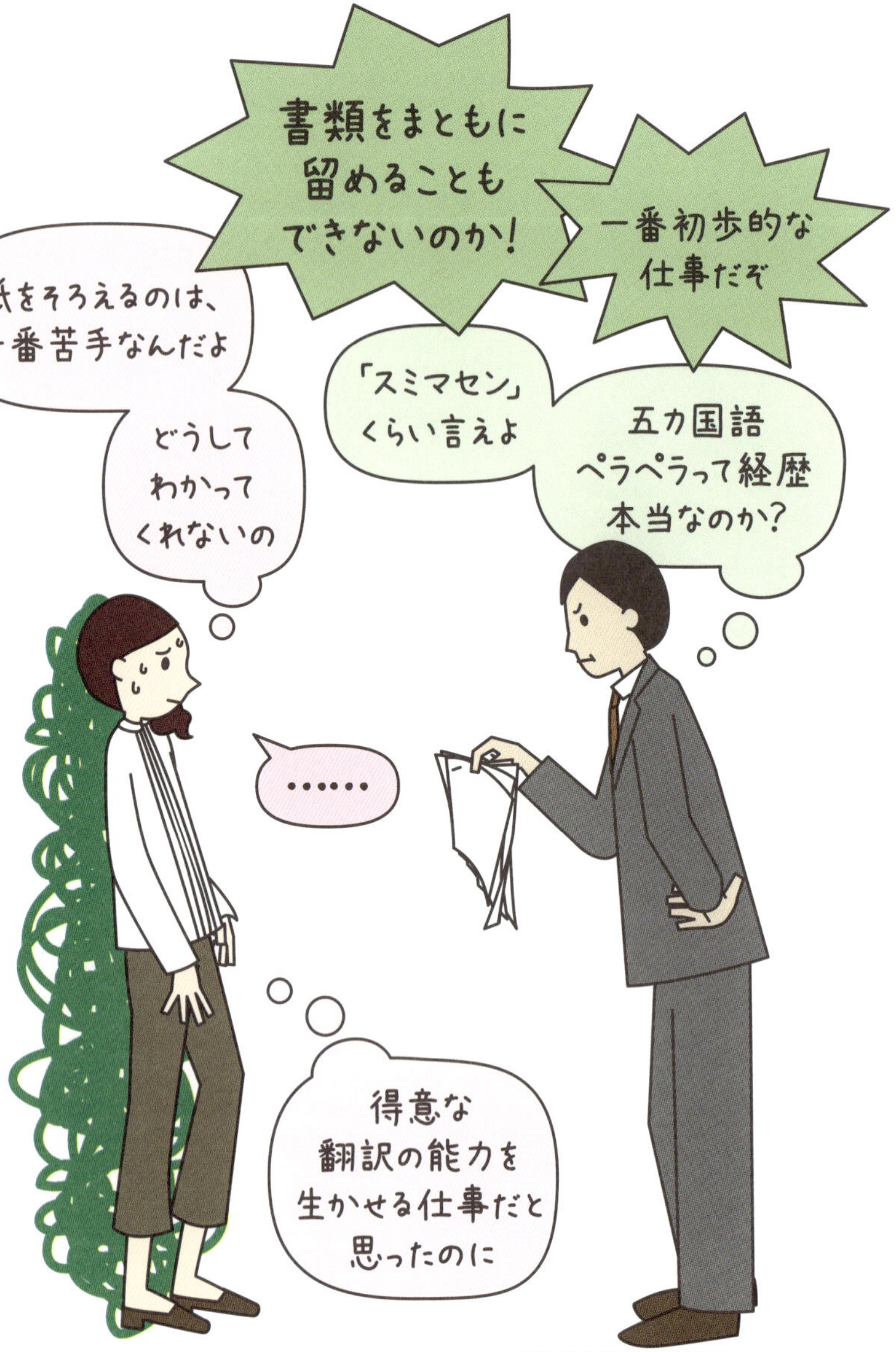
書類をまともに
留めることも
できないのか！
一番初歩的な
仕事だぞ
紙をそろえるのは、
一番苦手なんだよ
どうして
わかって
くれないの
「スミマセン」
くらい言えよ
五カ国語
ペラペラって経歴
本当なのか？
……
得意な
翻訳の能力を
生かせる仕事だと
思ったのに

できること、できないことの相互理解がとても大切

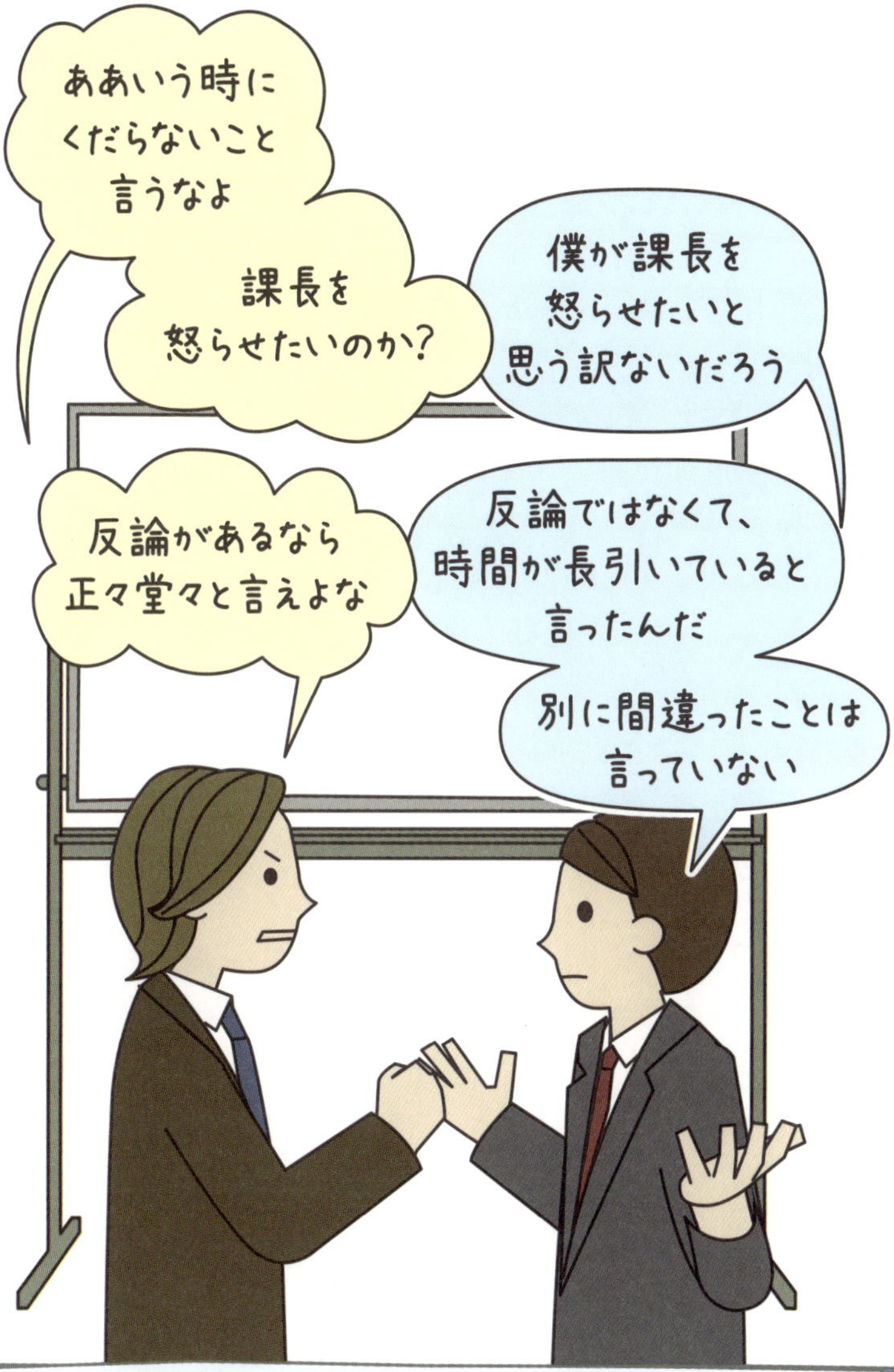
ああいう時に
くだらないこと
言うなよ
課長を
怒らせたいのか？
僕が課長を
怒らせたいと
思う訳ないだろう
反論があるなら
正々堂々と言えよな
反論ではなくて、
時間が長引いていると
言ったんだ
別に間違ったことは
言っていない

忠告しても、その意図が伝わらない

こんな時の対応は64ページへ！

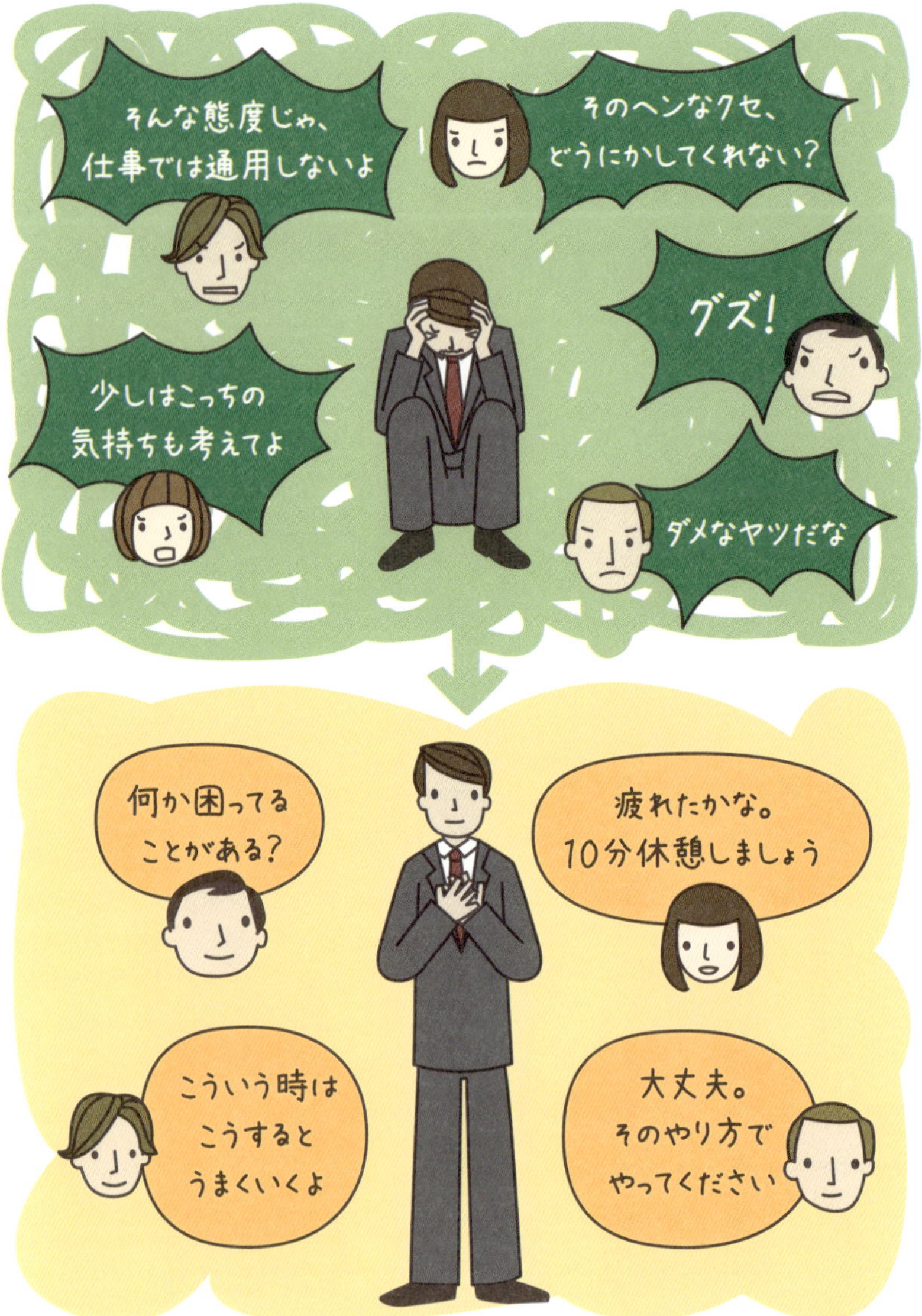

変えようとするのは、本人にとって辛いだけの攻撃に

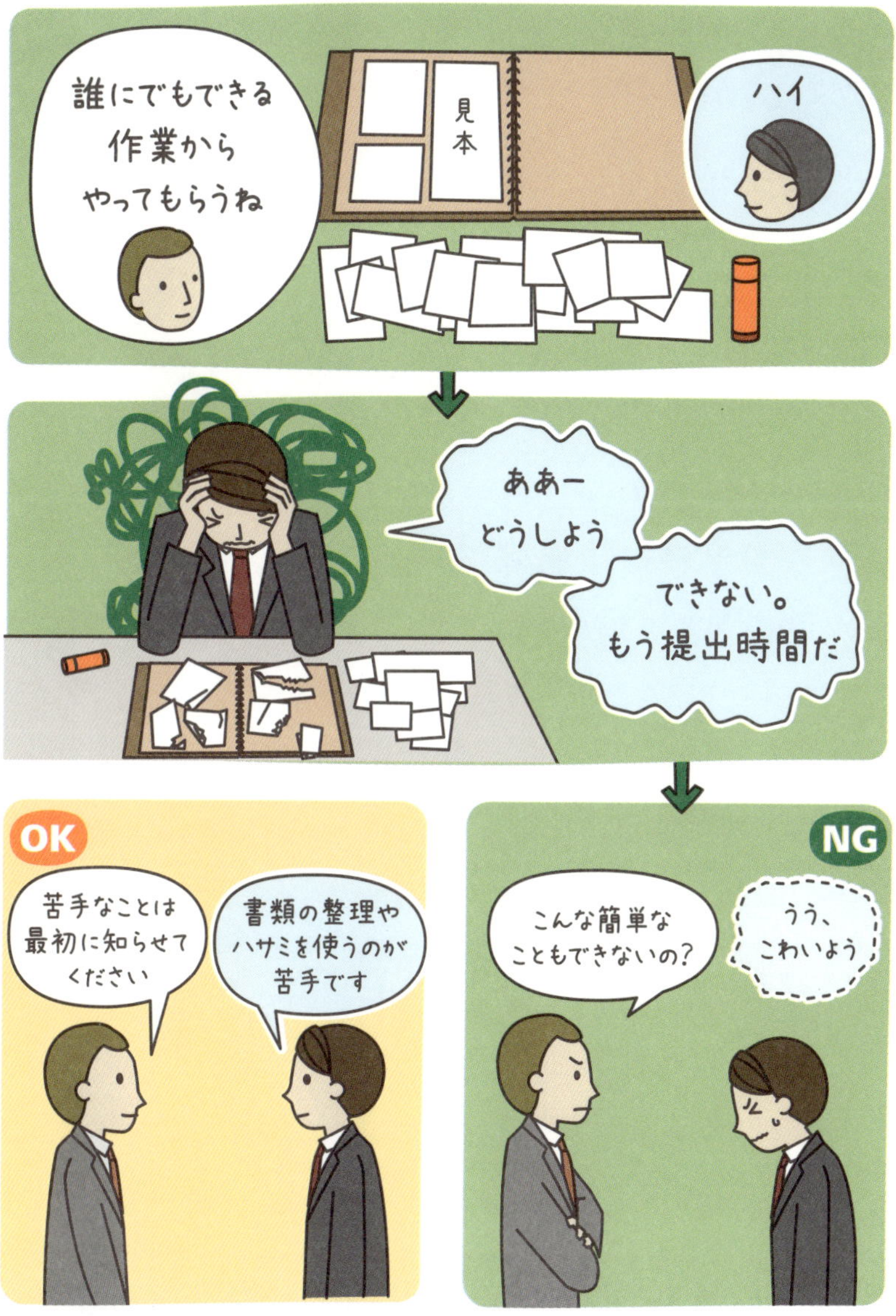
誰にでもできる
作業から
やってもらうね
見本
ハイ
ああー
どうしよう
できない。
もう提出時間だ
OK
苦手なことは
最初に知らせて
ください
書類の整理や
ハサミを使うのが
苦手です
NG
こんな簡単な
こともできないの?
うう、
こわいよう

得意な業務を適切な指示で伝える

専門の医療機関を探すには

1 各都道府県の
発達障害者支援センターで
紹介してもらう。

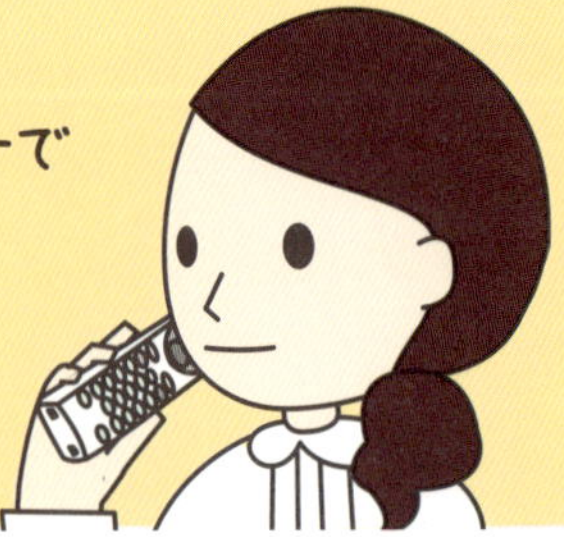

2 各自治体の関連窓口で
紹介してもらう。

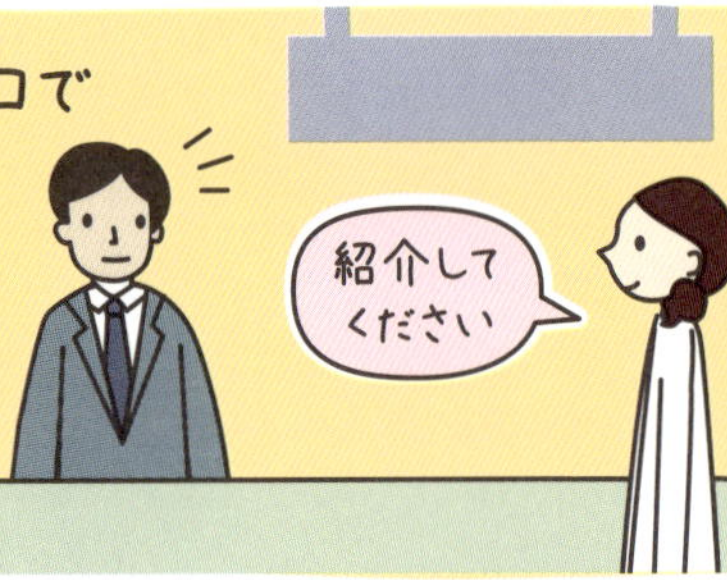

3 インターネットで
情報を探す。

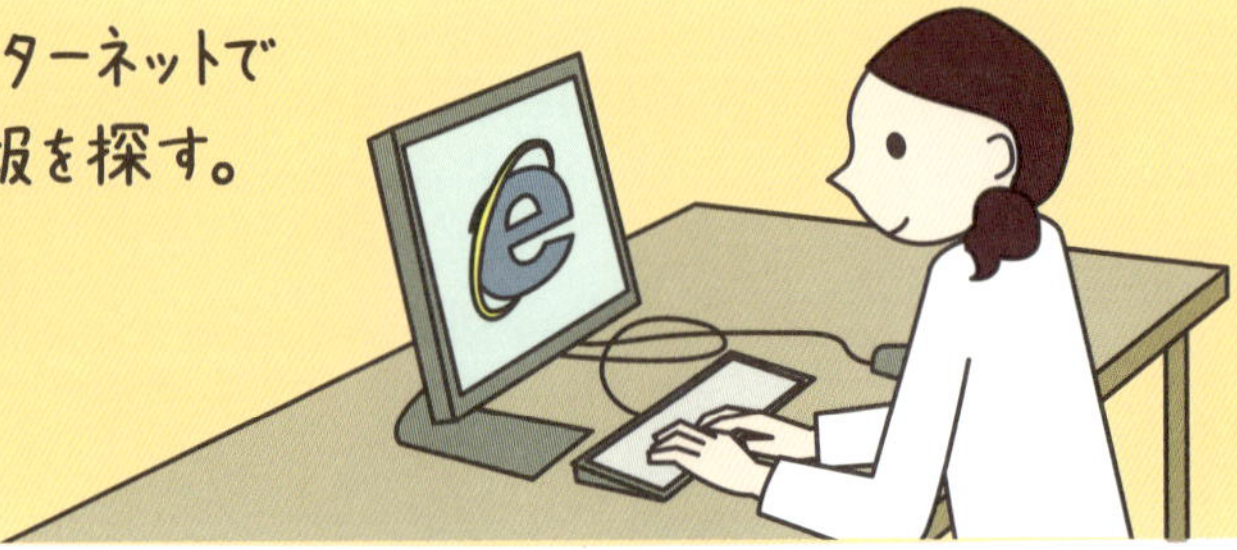

成人のアスペルガー症候群を受け付けている
医療機関はまだ少ないため、注意が必要。
成人の窓口があっても、数ヶ月先まで予約待ちの場合もある。

就労に関する相談は、公的機関を活用しよう

- 働くことへの不安や悩みの相談窓口
- 職業能力の評価
- 作業訓練、対人訓練
- 就職先の紹介・あっせん
- 就職支援プログラムやセミナーの実施
- ジョブトレーニングの実施

くわしい
専門機関一覧は
153ページへ!

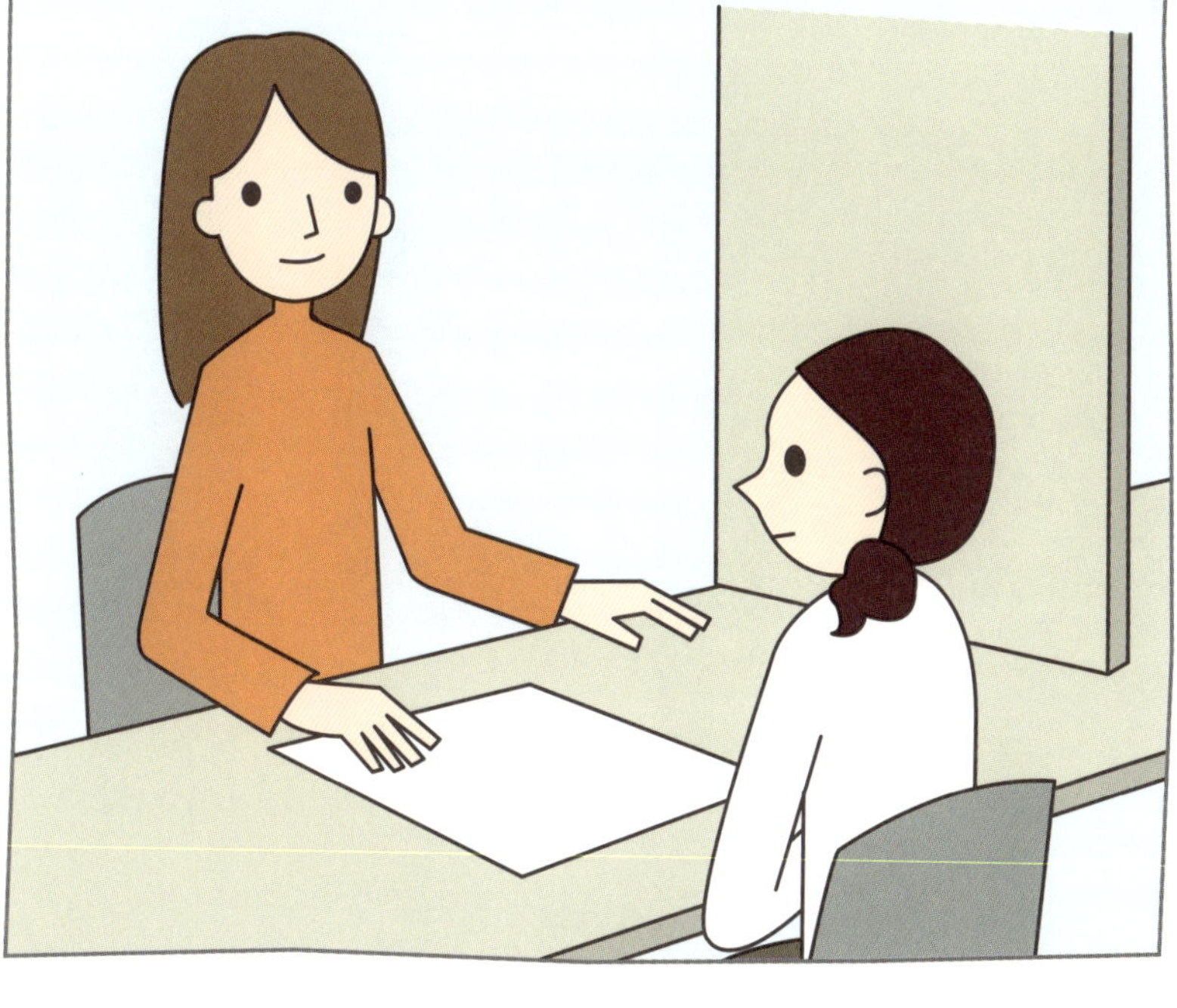

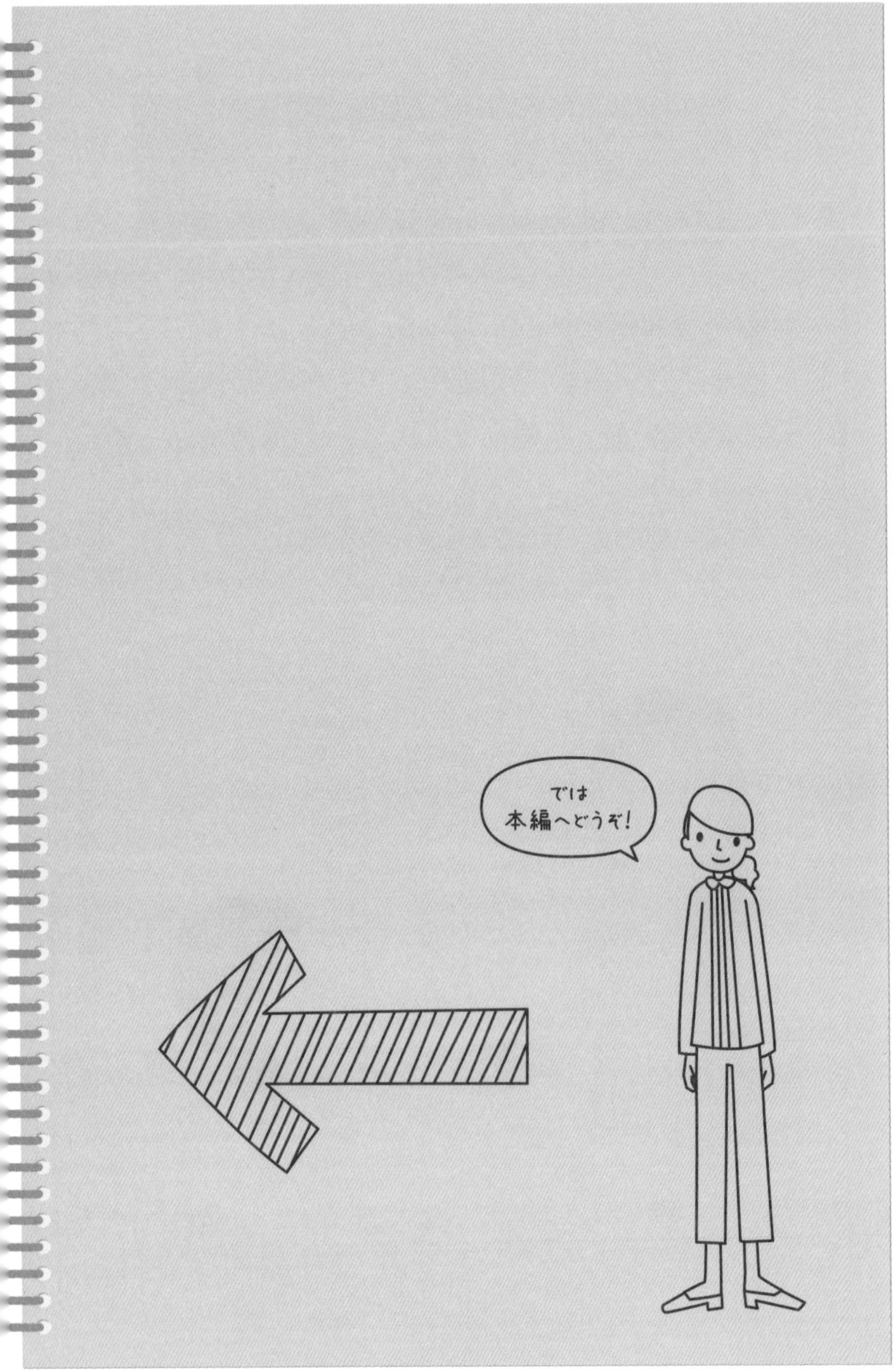
では
本編へどうぞ!

【もくじ】

巻頭カラー　大人のアスペルガーのためのノート

1章　アスペルガーの原因と特徴

脳機能の状態が原因で起こる自閉症の一種　8
アスペルガー症候群は個性の一つ　10
大人になってから周りの人が気づくことも多い　12
診断基準となるのは3つの特性　14
アスペルガーの特性Ⅰ　他者と共感しにくいため、社会生活に支障をきたす　16
アスペルガーの特性Ⅱ　興味や行動の範囲が極端に限定されている　18
感覚の「スイッチ」がうまく機能しない　20
別の脳機能障害を併発していることも　22
LDやADHDと間違えることもある　24
診断を受けるには専門の医療機関へ　26
短所は長所にすることもできる　28
傷つき、自信を失いがちなアスペルガーの人々　30

2章
アスペルガーの人はこんな誤解を受けやすい

苦手なことを無理強いするのは間違い 34
「その場の空気」を読む能力を持っていない 36
自己中心的な性格だと誤解を受けがち 38
TPOに合わせたふるまいができない 40
冗談や皮肉、たとえ話が通じない 42
相手を傷つけることを話しても気づかない 44
自分の痛みに敏感で被害者意識が強い 46
スケジュールや行動パターンが変わると動揺 48
五感が敏感なために日常生活での苦痛が大きい 50
動きがぎこちなく、不器用なことが多い 52
人に合わせるのが疲れるために人づき合いが少ない 54
恋愛を成就するまでのハードルが高い 56
「アスペルガーは犯罪を起こしやすい」は間違い 58

3章
こんなふうに接するとつながりやすい

特性を無理に変えることはできない 62
「気持ち」でなく「すべきこと」を説明する 64
急な変更は、その後の見通しも合わせて伝える 66
感覚が敏感なため、落ち着いた環境が必要 68
むやみに接触しないように気をつける 70
会話のための具体的なルールを作る 72
自分の感情をセルフコントロールする 74
社会マナーは具体的なマニュアルで覚えてもらう 76
不自然な態度に過剰な反応をしない 78
怒ったり否定的な言い方をすると混乱する 80
ミスマッチの作業を無理強いしない 82
指示の出し方は具体的かつ簡潔に 84
心なく思える言動に振り回されない 86
恋愛は、家族以外の支援者が相談相手に 88

4章
欠点は長所とウラオモテの関係

短所は優れた長所として生かすことができる 92
不向きな仕事はこういうもの 94
真似のできない優れた記憶力を持つ 96
ずば抜けた集中力で根気よく作業を続ける 98
独特の感覚が優れた才能となることも 100
誰に対しても平等で正直に接する 102
物事にまじめに取り組もうとする姿勢が強い 104
一人で行動するのが苦にならない 106
一つのことが抜群に上手な人もいる 108

5章
アスペルガーの医療的対応はどんなものか

専門機関への通院が必要な時がある　112
性格を変えてしまう深刻な二次障害　114
起こしやすい二次障害①　倦怠感が強く無気力、不安定になるうつ症状　116
起こしやすい二次障害②　こだわりがますます強くなる強迫性障害　118
起こしやすい二次障害③　苦しい感情が一気によみがえるフラッシュバック　120
起こしやすい二次障害④　人と会うのが極度に怖い対人恐怖　122
起こしやすい二次障害⑤　ストレスが体の不調を呼び起こす心身症　124
起こしやすい二次障害⑥　ありがちで体調を崩しやすい睡眠障害、摂食障害　126
二次障害のある当事者に接していくには　128
別の病気と間違えることもある　130
二次障害を防ぐために心の拠り所を持つ　132

6章
アスペルガーの社会的サポート

成人の診療窓口はまだ少ない 136
もっとも近しい社会、家族の理解が第一歩 138
家族がアスペルガー症候群と診断されたら 140
本人の適性に合う仕事探しが必須 142
就労は、家族だけでなく公的機関でも相談する 144
より個人的なサポートを受けるには 146
ストレスでつまずかないように気をつける 148
犯罪やトラブルから守っていくことが重要 150

アスペルガー症候群の人のサポート機関とそのサイト 153
地域障害者職業センター一覧 154

1章

アスペルガーの原因と特徴

脳機能の状態が原因で起こる自閉症の一種

「発達障害」という言葉を聞いたことがありますか。脳の機能不全が原因で、知能や運動機能などが妨げられるという症状で、広く知られているものに自閉症があります。

自閉症とは「対人関係が築きにくい」「言葉による意思伝達ができない」「行動面で極端な偏りがある」という、3つの障害を持っている発達障害の一種です。

自閉症の症例は多岐にわたっており、知的障害一つをとっても、障害を伴うタイプと伴わないタイプがあります。知的障害を伴うタイプが自閉症の4分の3を占めますが、中には知的能力が低くないものもあり、これを高機能自閉症と呼んでいます。

アスペルガー症候群は、この高機能自閉症の一種ですが、自閉症の多くを占めるタイプとは若干異なっています。冒頭に上げた3つの障害のうち、「対人関係」と「行動面の偏り」の二つの特性はありますが、言葉による意思伝達は良好だという特徴があるからです。

とは言え対人コミュニケーションにまったく問題がないわけではありません。自分の興味や関心、ペースに強くこだわりやすい特徴があります。

これらの特質の原因は先天的な脳機能の特性に由来することで、心理的な要因ではありません。わかりやすく言えば、脳が「物事をどうとらえるか」が多くの人と多少異なっているということです。原因は解明されていませんが、脳の一部の機能不全や脳内の神経伝達物質の量などが関連していると指摘されています。

こうした特徴は生まれつきのもので、生育歴や親子関係が原因ではありません。

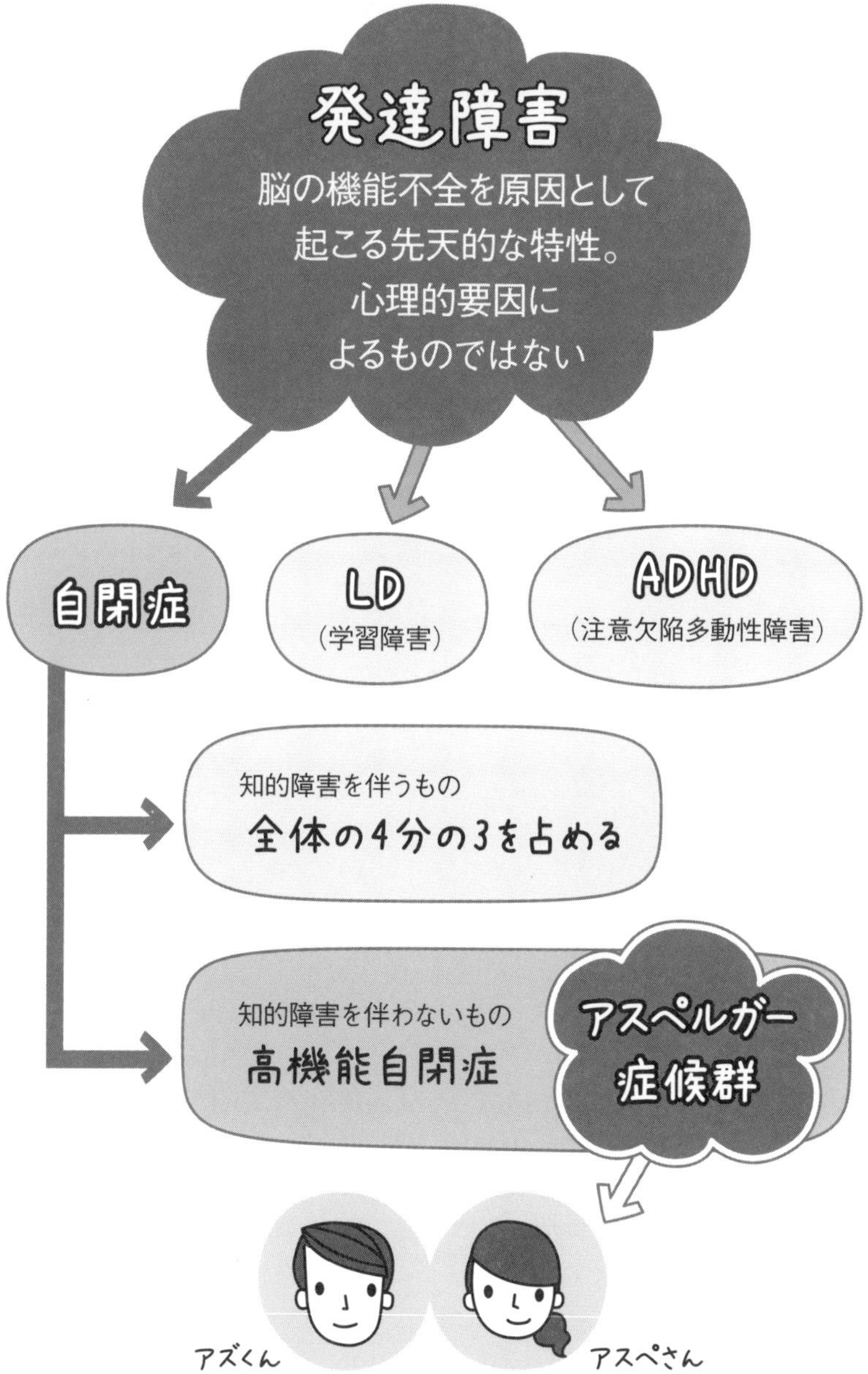
発達障害
脳の機能不全を原因として
起こる先天的な特性。
心理的要因に
よるものではない
自閉症
LD
（学習障害）
ADHD
（注意欠陥多動性障害）
知的障害を伴うもの
全体の4分の3を占める
知的障害を伴わないもの
高機能自閉症
アスペルガー
症候群
アズくん
アスペさん

アスペルガー症候群は個性の一つ

アスペルガー症候群のこうした特徴は生まれ持ったもので、いわば「個性」と呼べるものです。アスペルガーについて詳しく知るためには、まずこの「病気ではなく個性」というとらえ方を心に留めておく必要があります。

アスペルガー症候群の人に見られるさまざまな特徴は、世の中の多数派の人々とは異なって見えます。多数派の人から見ると、アスペルガーの人の言動や習慣は、よくあるパターンとは違っていたり、独特だったりします。「普通」という枠から飛び出していることもあるでしょう。

すると「みんなと違う＝おかしい人」という判断をしてしまうこともしばしばあります。アスペルガーの人を取り囲む人々が敬遠したり、アスペルガーである本人が「自分はおかしいんだ」と自己卑下の気持ちを抱いたりします。

けれど、アスペルガー症候群は脳機能の特性によってもたらされるその人独自の反応です。それによって人間性が否定されたり、誇りを失うようなものではありません。

アスペルガーについて知る時はまず、そのことを頭に置いておきましょう。

そのうえで、どこがどう、周囲の人と違うのか、どんな個性を持つ傾向があるのかを知っていくことが大切です。

アスペルガーの人の持つきわだった個性は、社会生活の中で困ることや不自由なこともありますが、周囲の接し方しだいではそれを優れた長所として生かすこともできます。サポートがあれば、職場で大切な役割を果たせるようにもなります。

それを念頭に、理解していきましょう。

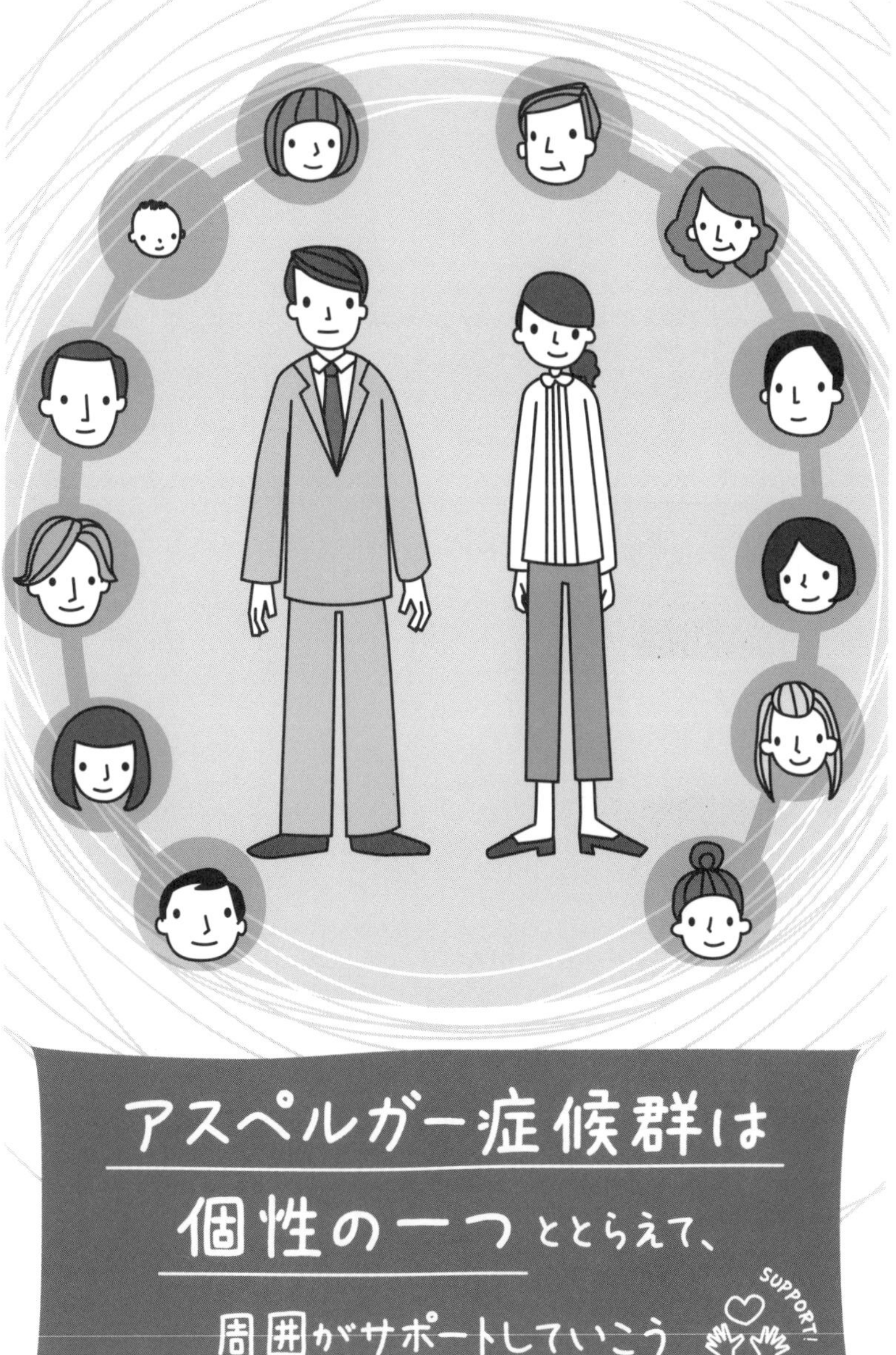
アスペルガー症候群は
個性の一つととらえて、
周囲がサポートしていこう
SUPPORT!

大人になってから周りの人が気づくことも多い

アスペルガー症候群が自閉症の仲間だと言っても、よく知られている自閉症と大きく違う点があります。それは知能と言葉によるコミュニケーション能力に障害を伴わないということです。

アスペルガー症候群の人は、知能の発達に遅れはありません。むしろ標準以上に知能が高く、学業は優秀な成績だったり、特定の分野で才能を発揮して注目を浴びていることもしばしばあります。

こうしたアスペルガーの人々の特性は、反面で障害を気づきにくいものにしています。知的障害を伴う自閉症と違って、幼少期に問題が表面化しにくいのです。

子供の頃は、成績さえよければ少々コミュニケーション能力が低かったり、マイペースで自己中心的な行動が目立っても、大目に見てもらえます。「ちょっとわがままだけど、優秀な子」として周囲に認められ、評価されます。そのため、学生時代までは「友達ができにくい」「周囲に合わせて行動できない」などの悩みを抱えながらも、どうにもならないような深刻な問題にぶつかることなく過ごしている人も多いのです。

けれど卒業して、社会の一員として迎えられると、周囲の人々が違和感を強く感じることが増えていきます。成績が優秀なだけでは仕事はつとまりません。むしろ、上司や同僚とうまくやっていくための社会性や同調性、相手と意思疎通をはかる言語能力などが重要なスキルとなるでしょう。そしてそれらの能力は、アスペルガーの人がもっとも苦手とする部分なのです。

同様の理由から恋愛や結婚など異性との交流も困難です。そして、周囲から人が遠ざかっていくことも少なくありません。

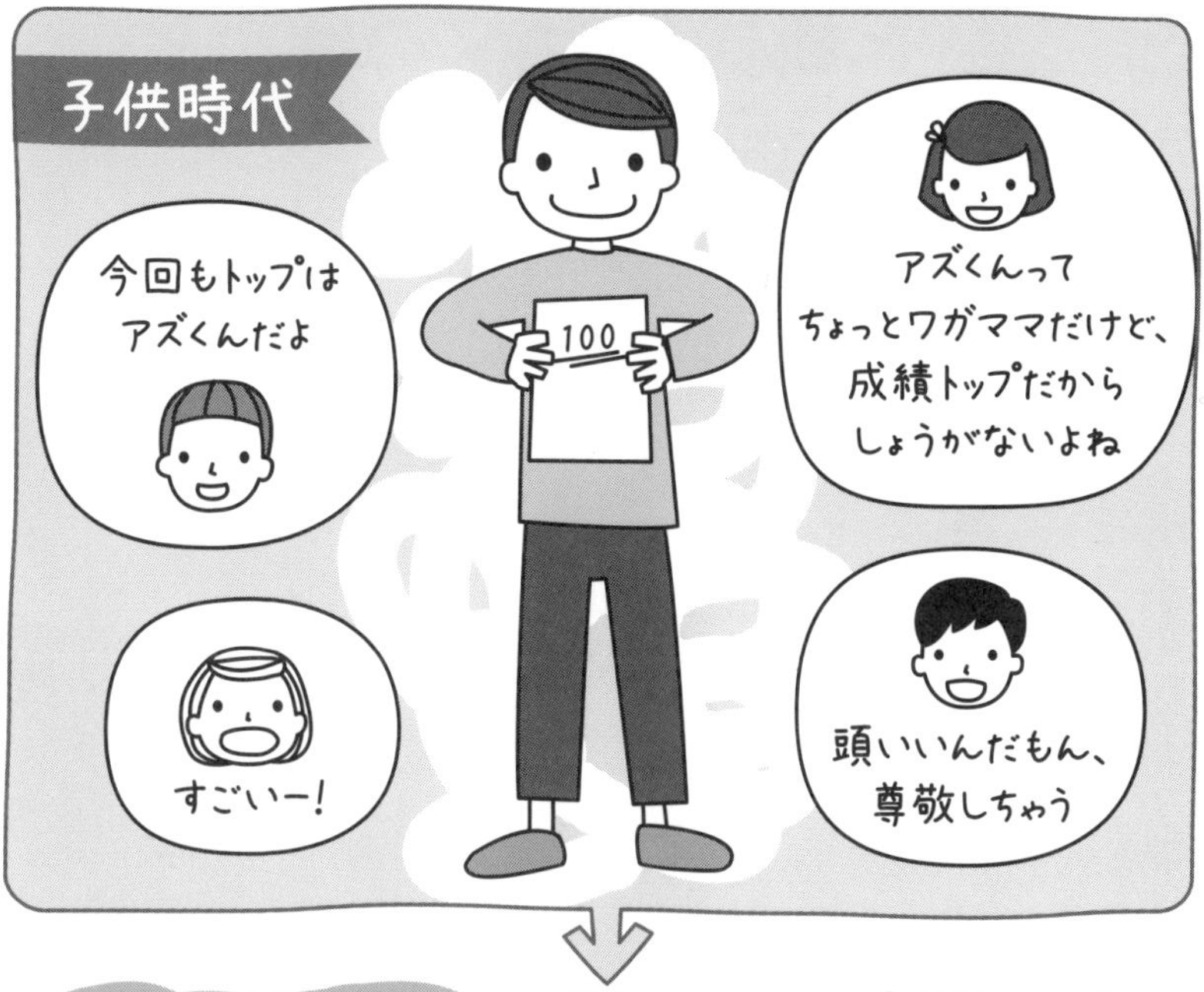
子供時代
今回もトップはアズくんだよ
アズくんってちょっとワガママだけど、成績トップだからしょうがないよね
すごいー!
頭いいんだもん、尊敬しちゃう
100

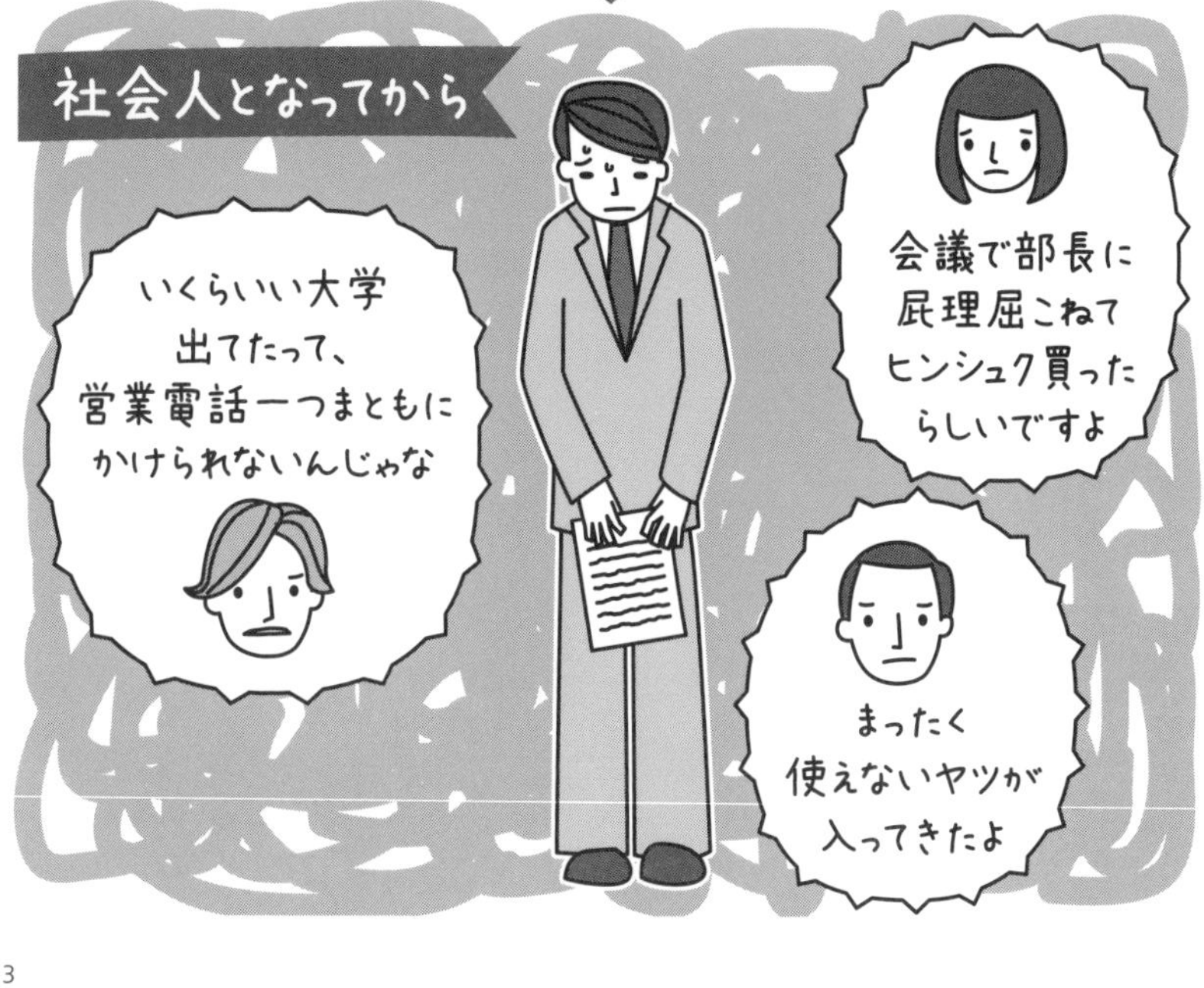
社会人となってから
いくらいい大学出てたって、営業電話一つまともにかけられないんじゃな
会議で部長に屁理屈こねてヒンシュク買ったらしいですよ
まったく使えないヤツが入ってきたよ

診断基準となるのは3つの特性

冒頭で取り上げたように、アスペルガー症候群の人の行動は、周囲の人々と大きく違うことがたびたびあります。その特性について説明しましょう。

アスペルガーほか、自閉症を診断をする上で、その基準となる大きな特徴が3つあります。

①対人関係を築くのが困難

他人と共感しにくいため、社会性が育ちにくい。

②言葉によるコミュニケーションが困難

言葉による意思伝達が苦手で、相手に伝わりにくかったり誤解を受けやすい。

③行動に強い偏りがある

興味や活動の範囲が極端に狭く、行動に偏りがある。

これらは「三つ組の特性」と呼ばれ、自閉症スペクトラムの診断基準となっています。このうち①と③の障害を持ちながら知的能力が高い場合を、アスペルガー症候群と診断します。

アスペルガー症候群の診断基準にはほかにも、アメリカ精神医学会による「DSM-Ⅳ-TR」や、世界保健機関（WHO）による「ICD-10」が使われています。しかし三つ組の特性による診断基準は、ほかの障害との併存を認めたり、発症年齢が定義されていないことなどから広く使われるようになりました。

こうした障害が、アスペルガーを含め、自閉症の人々が社会生活を送りにくい原因を作っています。

ではアスペルガーでは、具体的にどのような行動パターンに結びつくのか、さらに詳しく説明していきましょう。

自閉症の診断基準となる三つ組の特性

1 対人関係を築くのが困難

他人と共感しにくいため、社会性が育ちにくい。

2 言葉によるコミュニケーションが困難

言葉による意思伝達が苦手で、
相手に伝わりにくかったり誤解を受けやすい。

3 行動に強い偏りがある

興味や活動の範囲が極端に狭く、
行動に偏りがある。

このうち①と③の特徴があり、かつ知的障害が認められない場合

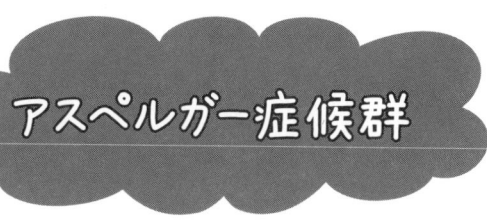

↓

アスペルガー症候群

アスペルガーの特性Ⅰ

他者と共感しにくいため、社会生活に支障をきたす

人は、自分以外の誰かとの関わりのなかで生きていく社会的な生き物です。誕生直後の親や家族とのふれあいに始まり、つねに周囲と関わりを持つことで人生を送っていきます。この時、自分以外の他者とどう関わるかという意識や関わり方を、「社会性」と言います。

私たちはこの社会性を身につけているから、相手の気持ちやその時々の状況を察し、その場にふさわしい行動をとることができます。対人関係を築くのもこの社会性があるからできるのです。

ところがアスペルガー症候群には、この社会性が定着しづらいという特徴があります。なぜなら、他者への理解のしかたが独特だったり敏感すぎたりして、やや対人関係が築きにくいのです。

たとえば、相手のことをあまり考えずに自分のペースで行動したり、TPOに合わせた服装や態度をとらなかったりすることもあります。相手との心理的距離がわからずに、目上の人や親しくない相手になれなれしい態度や言葉づかいで接したり、反対に身近な人にやけによそよそしい態度をとることもあります。

人の表情を読んだり気持ちを察することが苦手なため相手の意図がわからず、その場にそぐわない対応をとることもしばしばあります。よく言われる「空気を読めない人」になりがちです。

こうした特性は、周囲の人には「配慮の足りない自分勝手な人」「マナーや社会のルールを知らない非常識な人」と映ります。自分ではそんなつもりはないのに相手を怒らせたりヒンシュクを買ったりして敬遠されることも少なくありません。

特徴その1 対人関係を築くのが困難

- ☑ 相手のことを考えずに自分のペースで行動する。
- ☑ TPOに合わせた服装や態度をとらない。
- ☑ 相手との心理的距離がわからない。
- ☑ 目つきなど、人の表情を読むことができない。
- ☑ 相手の気持ちを察することができない。
- ☑ 相手の意図がわからず、
その場にそぐわない対応をとる。

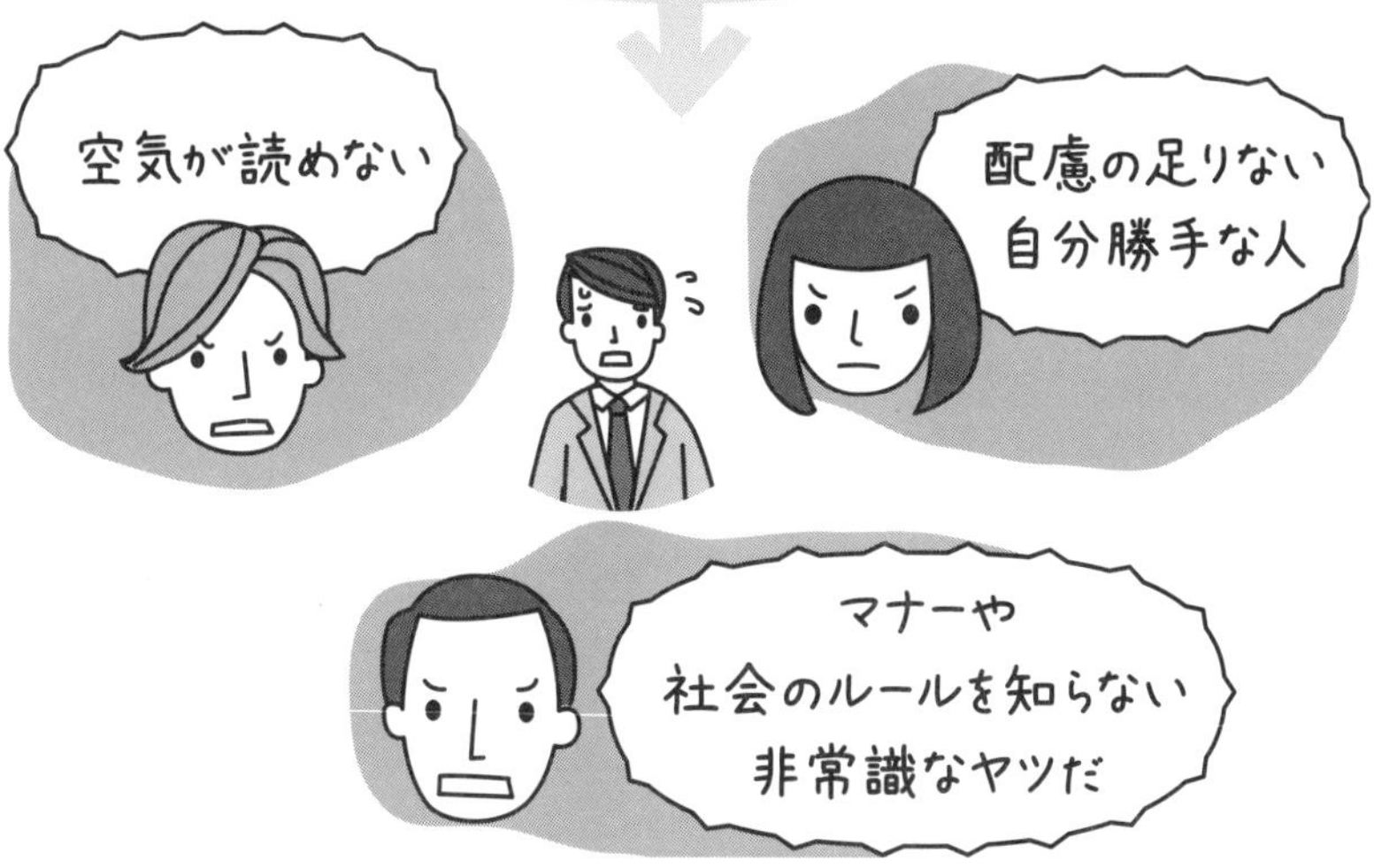

アスペルガーの特性Ⅱ

興味や行動の範囲が極端に限定されている

人は誰でも想像力を持っており、それを駆使して生活を送っています。想像力というのは、単に小説を読んでイマジネーションをふくらませたり、ドラマの展開を予想するようなことばかりに使っているわけではありません。

たとえば行動の手順や段取りを考えたり、次に何が起きるかを予測して対応を準備するのも想像力を使って行うことです。また、相手の反応を見ながら話し方ややり方を変えるなどの臨機応変な対応も、想像力があるから可能になります。

けれど、アスペルガー症候群の人は、この想像力が未発達です。そのため、日々の生活の中で混乱が生じやすいのです。

生きていくということは、予測不能なことの連続です。予定通りにいかないことも当然ながらたくさんあります。けれどアスペルガーの人はそうした事態にスムーズに対応できません。

不測の事態が起こることを恐れるあまり、物事が予定通りに進むことを強く望み、予定外の出来事にはささいなことでも混乱します。日々の行動を、独自の習慣や規則によって儀式のように決めており、そこから逸脱することを好みません。たとえそれがどんなに楽しいサプライズでも、不測の事態には拒絶的な反応をします。

また、興味のある分野の知識は専門家並みに持っていますが、それを応用して何かを作り出したり、新たな何かを生み出すということは苦手です。

こだわりが強いのは毎日の行動予定だけではありません。自分の好きなこと、興味のあることには時間を忘れて飽きずに集中することができます。

特徴その2 行動に強い偏りがある

- ☑ 物事が予定通りに進むことを望み、予定外のことが起こると混乱する。
- ☑ 日々の行動の習慣や規則がきっちりと決まっている。どんなに楽しいサプライズでも、不測の事態には拒否反応。
- ☑ 興味のある分野の知識はくわしいが、それを応用できない。
- ☑ 自分の興味のあることには時間を忘れて集中する。

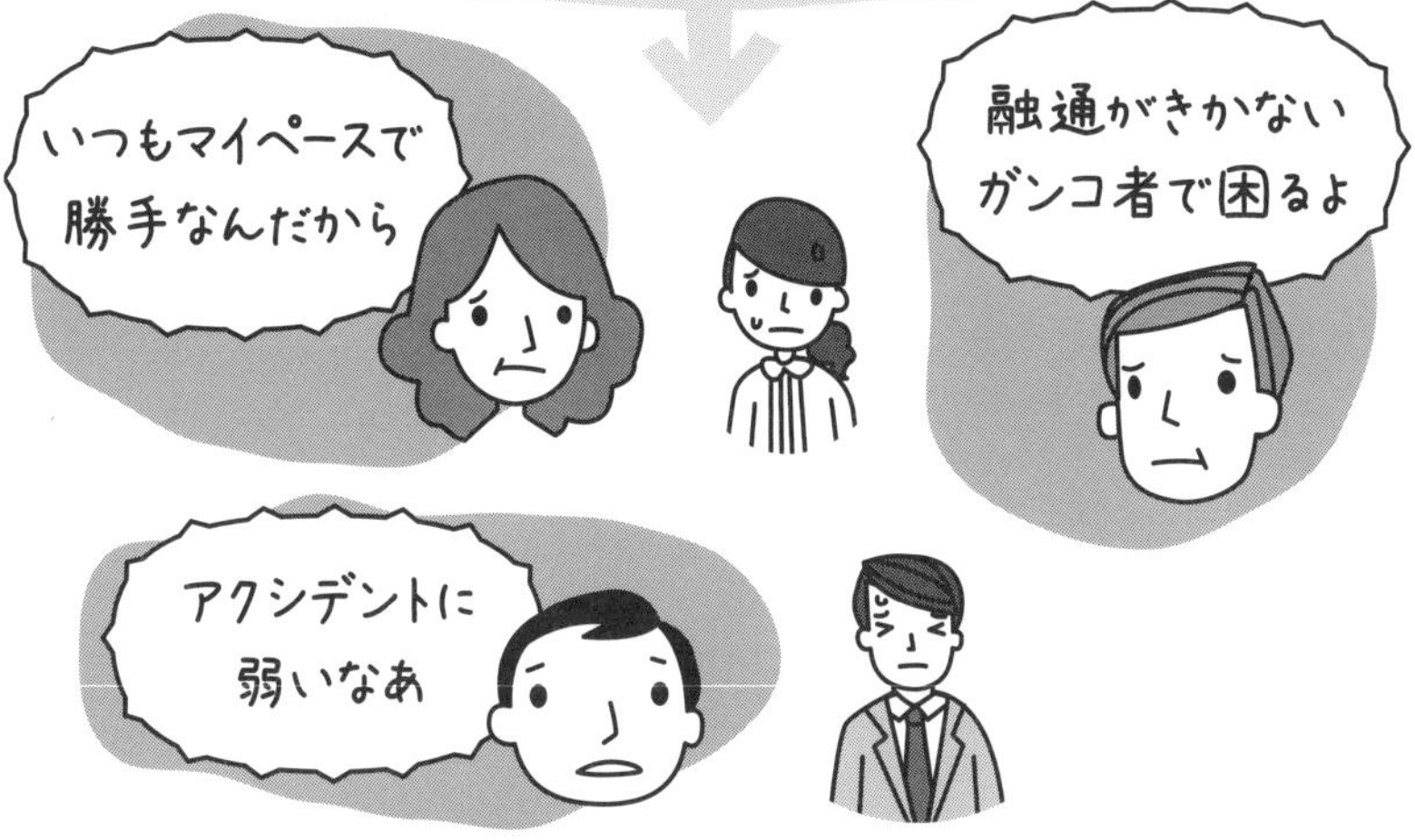
いつもマイペースで勝手なんだから
融通がきかないガンコ者で困るよ
アクシデントに弱いなあ

感覚の「スイッチ」がうまく機能しない

　こうした障害のほかにも、アスペルガー症候群に特有の特徴はいくつかあります。その一つが、感覚に関することです。

　人には味覚や視覚などの感覚が備わっており、必要に応じてそれを使いながら生活しています。どの感覚もつねに働いているようにとらえがちですが、じつは無意識のうちに使わない感覚のスイッチは〝ＯＦＦ〟にして生活しているのです。

　たとえば、ザワついているオフィスでも仕事などに集中できるのは、無意識のうちに雑音をある程度シャットアウトしているからです。また、人の手で触れられているとくすぐったく感じても、衣服が触れているなら何も感じません。これを選択的注意と言います。

　ところがアスペルガー症候群の人は、この選択的注意がなかなかできません。たとえば聴覚が敏感なあまりにすべての雑音が耳に入ってくるため、職場でまったく仕事に集中できなかったり、触覚がかたよっていて、決まった素材のものしか身につけられなかったり、体に触れられるのが極端に苦手な場合もあります。感覚が過敏すぎるため、生活をする上で、強いストレスを抱え込んでいるのです。

　反対に、感覚が〝ＯＦＦ〟になったままの、鈍感な人もいます。痛みに鈍いために傷などに気づかなかったり、暑さや寒さを感じないこともあります。

　また、手先が不器用だったり、運動が非常に苦手な人もしばしばいますが、これは運動覚が鈍いために起こることです。

　さらに具体的な生活上の問題については、２章でくわしく説明します。

感覚のスイッチがうまく機能しないとどうなる？

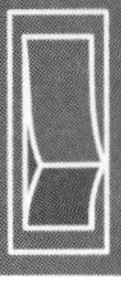

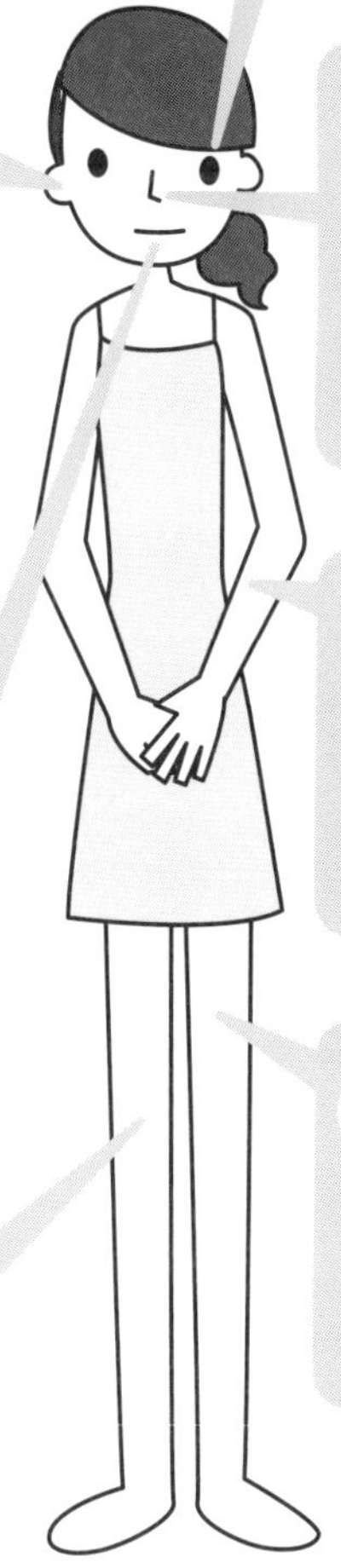

視覚

周りのものがすべて視野に入ってしまい、気になって一つのものを集中して見ることができない。ふつうの明るさでも、とてもまぶしく感じて目を開けるのが困難になる。

聴覚

すべての音を拾ってしまうため、会話や仕事に集中できない。騒音や、嫌いな音を聞くとパニック状態になる。音程のずれている音を聞くのが辛い。

嗅覚

人ごみなど、さまざまなにおいがある場所が苦手。香水など、特定の強いにおいをかぐと不快になる。

触覚

身につけられる素材が決まってしまう。誰かに触れられるのが極端に苦手。

味覚

偏食が激しく、好きなものばかりを食べる。同じものをずっと食べ続けていても平気。

運動覚

子供の頃から運動やダンスなどが苦手。手先が不器用。

温痛覚

痛みをあまり感じない。暑さや寒さを感じない。

別の脳機能障害を併発していることも

アスペルガー症候群など発達障害を抱える人は、ほかの脳の機能障害も併存していることがあります。たとえばてんかんは、アスペルガー症候群の10％に見られるという報告があります。また、トゥレット症候群という症状を有している人も少なくありません。

てんかんは手足や全身のけいれん、意識を失うなどの発作を起こす障害で、その原因には遺伝子が関わっている場合や、出生時や出生後に何らかの事故や病気で脳に損傷を受けた場合があります。およそ100人に一人の割合で起こる症状です。

トゥレット症候群とは、ドーパミンなど脳内の神経伝達物質の異常によって起こる症状で、本人の意思とは関係なく顔面や体の一部が断続的に動くのが特徴です。これをチック症状と言います。チック症状にはまばたきをしたり、首や肩をピクッと動かす、顔をしかめるなどの運動チックと呼ばれるものと、咳払いや鼻をならすなどの音声チックと呼ばれるものがあります。

トゥレット症候群はてんかんよりさらに珍しい症状で、およそ1万人に5人程度の発症率と言われています。

てんかんもトゥレット症候群も、脳の機能障害が原因で起こるものです。こうしたまれな症状が、アスペルガー症候群の人に併存する割合が高い原因は、現在解明が進められている段階です。発達障害に関わる遺伝子の中に、こうした遺伝子が含まれているのではないかとか、障害を起こす脳機能の分野が近いためではないかなどの理由が考えられています。

いずれにしても、専門医による診察が必要です。

アスペルガー症候群と併発しやすい脳機能障害

[てんかん]

手足や全身のけいれん、意識を失うなどの発作を起こす障害。原因には遺伝子が関わっている場合や、出生時や出生後に何らかの事故や病気で脳に損傷を受けた場合がある。およそ100人に一人の割合で起こる症状。

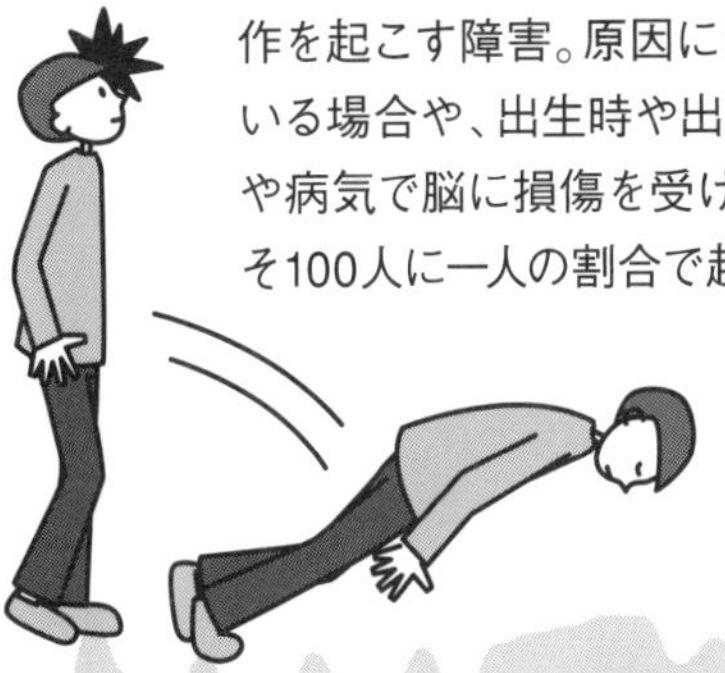

[トゥレット症候群]

ドーパミンなど脳内の神経伝達物質の異常によって起こる症状で、本人の意思とは関係なく顔面や体の一部が断続的に動くチック症状が特徴。チック症状にはまばたきをしたり、首や肩をピクッと動かす、顔をしかめるなどの運動チックと、咳払いや鼻をならすなどの音声チックがある。てんかんより珍しい症状で、およそ1万人に5人程度の発症率と言われている。

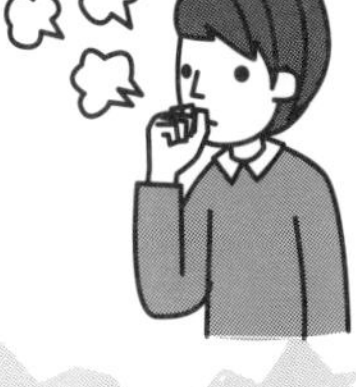

LDやADHDと間違えることもある

発達障害にはアスペルガー症候群以外にもさまざまなものがあります。中にはアスペルガーと特徴が類似しているものも見られます。そのうちLD（学習障害）とADHD（注意欠陥多動性障害）と呼ばれる障害は、アスペルガーと似た特徴を持っており、判別が難しいものです。

LDは、知能の発達に遅れはないものの、「読み書き」「計算」「聞く」「話す」などの学習能力のいずれかが著しく困難になる障害です。会話は普通にできるのに文章を読んだり書いたりすることが難しかったり、漢字が書けない、簡単な計算ができないなどの例もあります。これは、脳の中で記憶をもとに情報処理をする機能にかたよりがあるために起こると言われており、そのかたよりはアスペルガーと共通する部分があります。

ADHDは、集中力や落ち着きがなく、多動と呼ばれる衝動的な行動をするのが特徴です。子供の頃は授業中にじっとしていられず動き回るなどの行動を繰り返し、表面化するケースが多く見られます。

大人になってからは不注意からのミスの頻発や、集中力のなさなどから仕事に支障をきたす、極端にだらしないなど社会生活に困難が生じることが多くあります。

アスペルガー症候群も社会生活に混乱をきたしやすい三つ組の特性を抱えているために、両者の行動パターンには類似点もたくさんあります。

さらに、これらの障害がアスペルガーと同時に起こっている人もおり、さらに見極めが難しくなります。こうした場合は、自閉症スペクトラムに精通した専門家の慎重な診断が必要です。

アスペルガー症候群と似た発達障害

[LD]

知能の発達に遅れはないが、「読み書き」「計算」「聞く」「話す」などの学習能力のいずれかが著しく困難。会話は普通にできるのに、文章を読んだり書いたりすることが難しかったり、漢字が書けない、簡単な計算ができないなどの例もある。脳の中で記憶をもとに情報処理をする機能にかたよりがあるために起こるとされている。

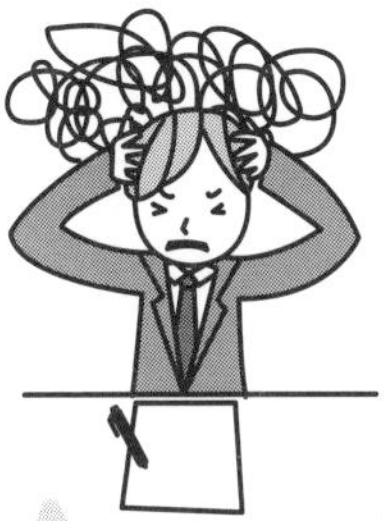

[ADHD]

集中力や落ち着きがなく、衝動的に行動するのが特徴。子供の頃、授業中にじっとしていられず動き回るなどの行動を繰り返し、表面化するケースが多い。成人後は不注意からのミスの頻発や集中力のなさなどから仕事に支障をきたしたり、極端にだらしなくなったりなど社会生活に困難が生じる。

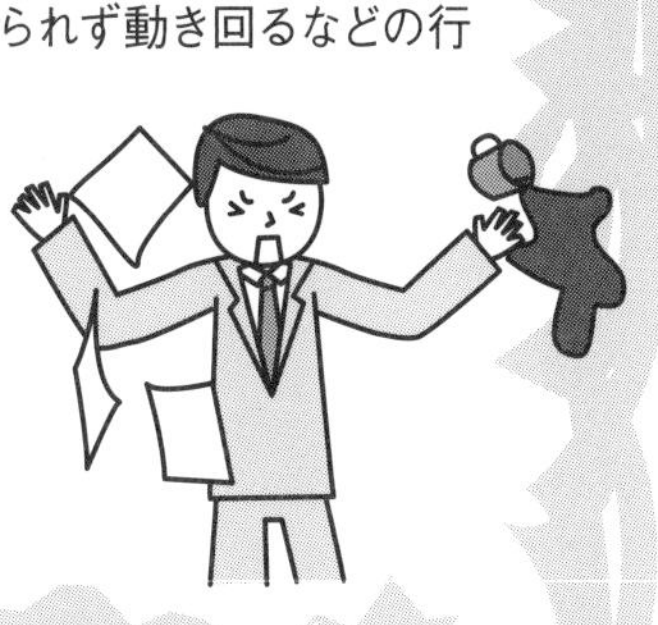

診断を受けるには専門の医療機関へ

成人のアスペルガー症候群の診断は、おもに精神科の受診によって行われます。診察は、医師の問診により進められます。

初診時には次のようなことを聞かれます。
①心身の症状で困っていること、悩んでいること。
②それらはいつから起こっているか。
③そのきっかけとなったことや、最近起こった変化。
④どのような仕事で生計を立ててきたか。
⑤これまでの家庭環境や生育歴、家族歴など。
⑥未熟児で産まれたかなど、出生時の状態。
⑦どんな性格で、対人関係はどんな状況か。
⑧現在の持病や、過去の病歴。また常用薬など。
これらは、いきなり答えられるものではありません。あらかじめ記憶を整理し、メモなどにまとめておくと伝えやすくなります。

これらの問診と、前ページまでで説明した三つ組の特性の有無、それにアメリカ精神医学会による精神疾患の診断基準「DSM-Ⅳ-TR」や、世界保健機関(WHO)による「ICD-10」などを使って、診断が下されます。

これらのほか、合併症状の有無の検査やてんかん、知能の検査などが行われることもよくあります。

精神科が受診窓口にはなりますが、アスペルガーの診断は非常に難しく、医師によっても判断が分かれることがよくあります。

とくに成人してからは、これまでのストレスから心理的な症状を併発している場合が多く、その診断は複雑です。また何か別の原因で、アスペルガーに似た心身の症状を起こしていることもあります。

初診ではアスペルガーの専門外来があるなど、専門医を選ぶことをお勧めします。

初診の問診で確認されること

① 心身の症状で困っていること、悩んでいること。
② それらはいつから起こっているか。
③ そのきっかけとなったことや、最近起こった変化。
④ どのような仕事で生計を立ててきたか。
⑤ これまでの家庭環境や生育歴、家族歴など。
⑥ 未熟児で産まれたかなど、出生時の状態。
⑦ どんな性格で、対人関係はどんな状況か。
⑧ 現在の持病や、過去の病歴。また常用薬など。

これまでの状況をよく振り返って、
メモなどにまとめておくと答えやすい。

専門医を探すには

- 発達障害やアスペルガー症候群の専門外来を探し、成人の診察をしているかどうか確認する。
- 各都道府県にある「発達障害者支援センター」に相談して紹介を受ける。
- 各自治体の保健所などに紹介してもらえるかたずねる。
- インターネットなどで、大人のアスペルガー症候群の診察機関を調べる。

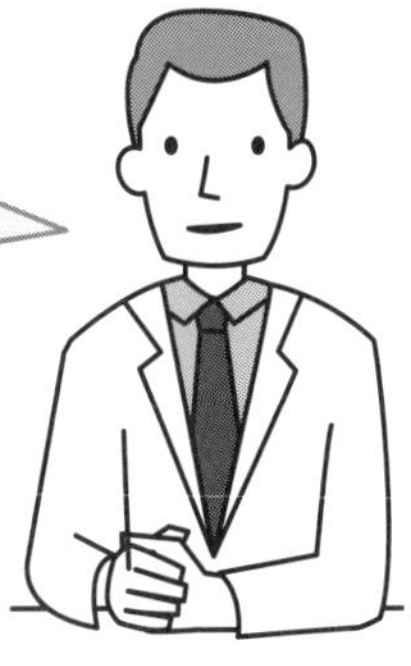

短所は長所にすることもできる

アスペルガー症候群の特性について大まかに説明してきましたが、これらは、アスペルガーの特徴の一面をとらえただけにすぎません。

「アスペルガー症候群の理解とサポート」という視点に立つと、支援が必要とされるような、社会生活になじみにくい部分ばかりを強調しがちになりますが、アスペルガーのこれらの特性は、見方を変えると強力な長所となりうるものでもあります。

たとえば多くのことを一度に調整することは苦手だけれど、一つの作業に優れた集中力を持続的に発揮できる人がいます。また、自分の興味のある分野の知識は非常に豊富なため、スペシャリストとして活躍する人もいます。独特の感覚を生かして、クリエイティブな仕事で光る存在となる人もいます。

つまり、すべての特性は、短所でもあり長所でもある、表裏一体のものなのです。

人の個性が生かし方によって、長所にも欠点にもなるというのは、アスペルガー症候群に限ったことではありません。たとえば同一人物が「誰とでも仲良くなれる愉快な人」とも「おしゃべりが多いお調子者」とも受け止められるように、アスペルガーの人も、個性をどう生かすかで、周囲のとらえ方にも大きな違いが出てきます。

そして、長所として上手に引き出すのは、周囲の人々の役目でもあります。

何が得意で何が苦手なのか、家族や近しい人々、職場の上司や同僚がきちんと把握し、サポートしながら引き出していくことで、その能力は大きく花開くことができるでしょう。

くわしくは4章で説明しましょう。

すべての短所は長所にもなる

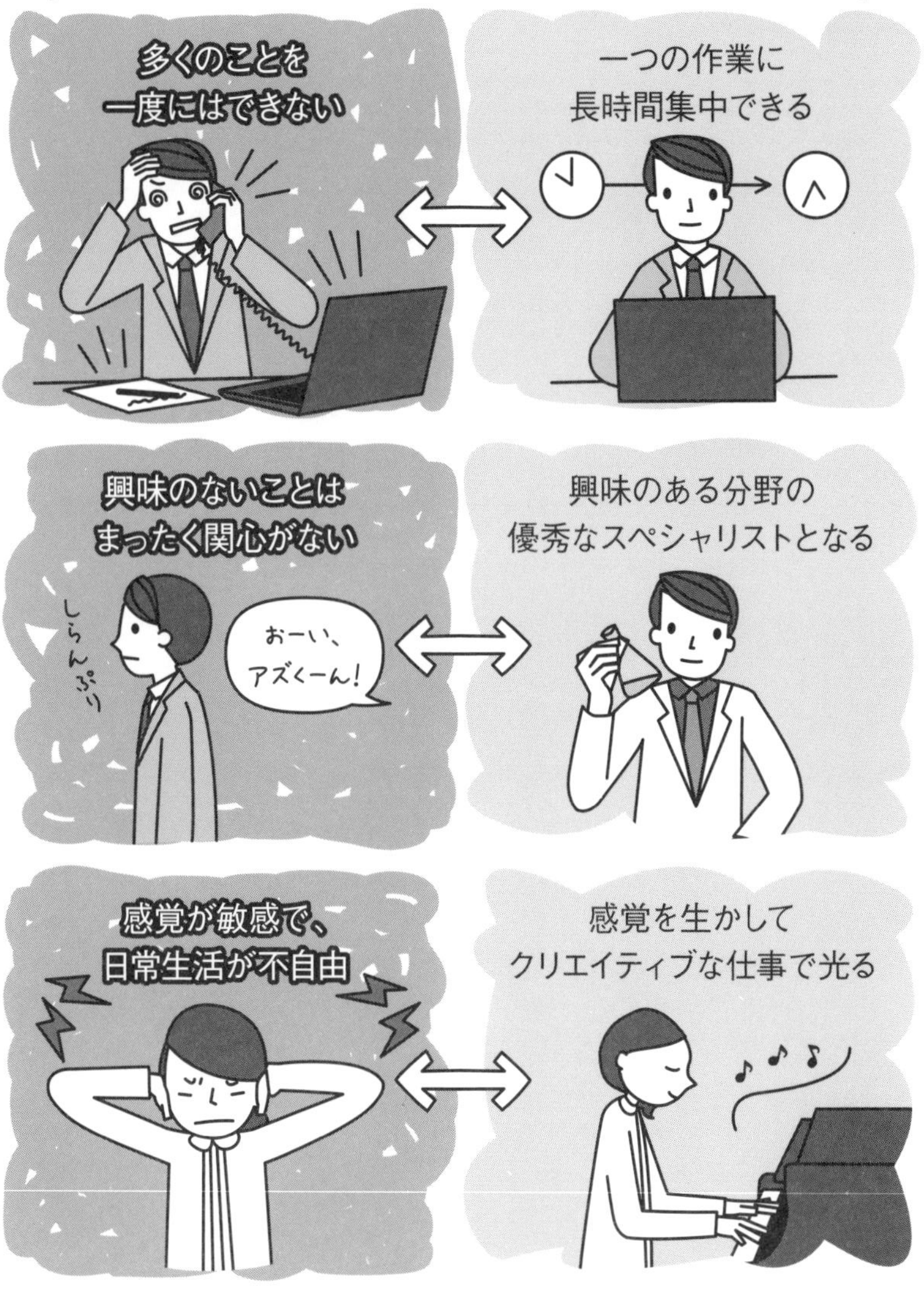
多くのことを
一度にはできない
一つの作業に
長時間集中できる
興味のないことは
まったく関心がない
しらんぷり
おーい、
アズくーん!
興味のある分野の
優秀なスペシャリストとなる
感覚が敏感で、
日常生活が不自由
感覚を生かして
クリエイティブな仕事で光る

傷つき、自信を失いがちな アスペルガーの人々

アスペルガー症候群の人は、高い知能を有していながら、それを発揮できないことが少なくありません。

独特の感覚から周囲の人とはなかなか理解し合えない、また、仕事がなかなか身につかない、失敗や勘違いが多いなど、これまでの経験で劣等感を強く感じていることが多いからです。

学生時代までの個人評価は、学業の成績によって決まることがほとんどです。そのため知能レベルの高いアスペルガーの人は、生活の中でとまどいを覚えながらも、周囲からは「優秀な学生」という高い評価を受けながら人生を送ってきました。

けれどその誇りや自信が、社会に出てからはことごとく砕け散り、傷つき、疲れはててしまう人が少なくありません。

また、物事のとらえ方の違いから職場の同僚や仲間に誤解を与えてしまい、孤立してしまうこともあります。それが引き金になって仕事を失ったり、転職を繰り返したあげくに自宅に引きこもってしまう人もいます。

けれど、アスペルガーの当事者と周囲の人々が互いに歩み寄ることができれば、そうした不幸を避けることができます。

それぞれの立場でできることとできないこと、されたら困ることや嫌なことなどを理解し合い、つき合い方に合わせたルールを作っていけば、良好な人間関係を築くこともできます。

そうなれば、アスペルガーの人の持つ高い能力を、社会の中で生かせるようにもなります。

次章から、その方法についてくわしく見ていきましょう。

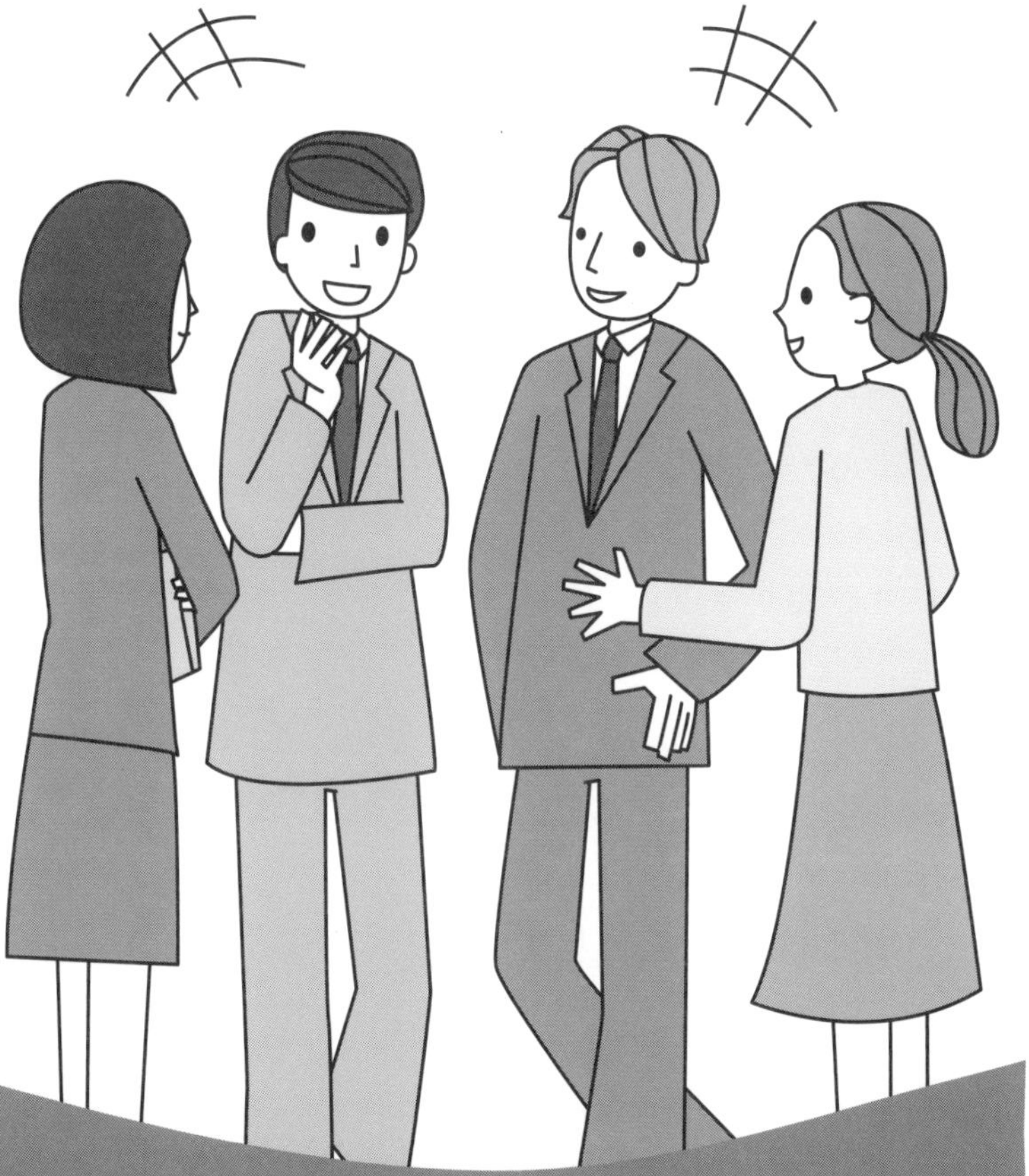

それぞれの立場が歩み寄ることで、
幅広い能力が社会の中に生かされる。

できることとできないこと
されたら困ることやいやなことを
お互いに理解し合うことが大切。

2章

アスペルガーの人はこんな誤解を受けやすい

苦手なことを無理強いするのは間違い

アスペルガー症候群の人は、職場や社会活動の場で誤解を受けることがしばしばあります。決められた作業が苦手、何度注意してしても同じミスをくり返す、自分のペースが強く、人に合わせにくいなど、周囲を困惑させるような行動が目立つからです。

けれど本人は、決して周囲を困らせたり自分勝手にふるまいたいと思っているわけではありません。ましてや、能力が低いわけでも、わがままなわけでもありません。

アスペルガーの人々は、行為や物事への関心の向け方に個性が際立っており、それを柔軟に変えることができません。周囲の空気に鈍感というよりも、むしろ自分に関する感覚が過敏なのです。そのため、合わないやり方を無理強いされて行動していると、どんどん混乱を深めて行きます。

たとえば、多くの人が苦もなく行える作業や行動が、アスペルガーの人にとっては非常に苦痛だったり無理難題だったりします。そしてこれは、どんなに努力してもなかなか克服することはできません。

それを「頑張って克服しろ」と命令されるのは、歌の苦手な人が歌手になることを強要されたり、絵心のない人が「画家になれ」と無理強いされているのと同じくらい、辛く苦しいことなのです。そして、本来の自分自身を否定されている気持ちにもなるということを、周囲の人々はまず理解しておく必要があります。

大切なのは、当事者が何を困難だと感じるか、何が好きでどんな適性を持っているかを知ることです。そして、それを異質なものだと決めつけずに、生き生きと活動できるように支援する姿勢が欠かせません。

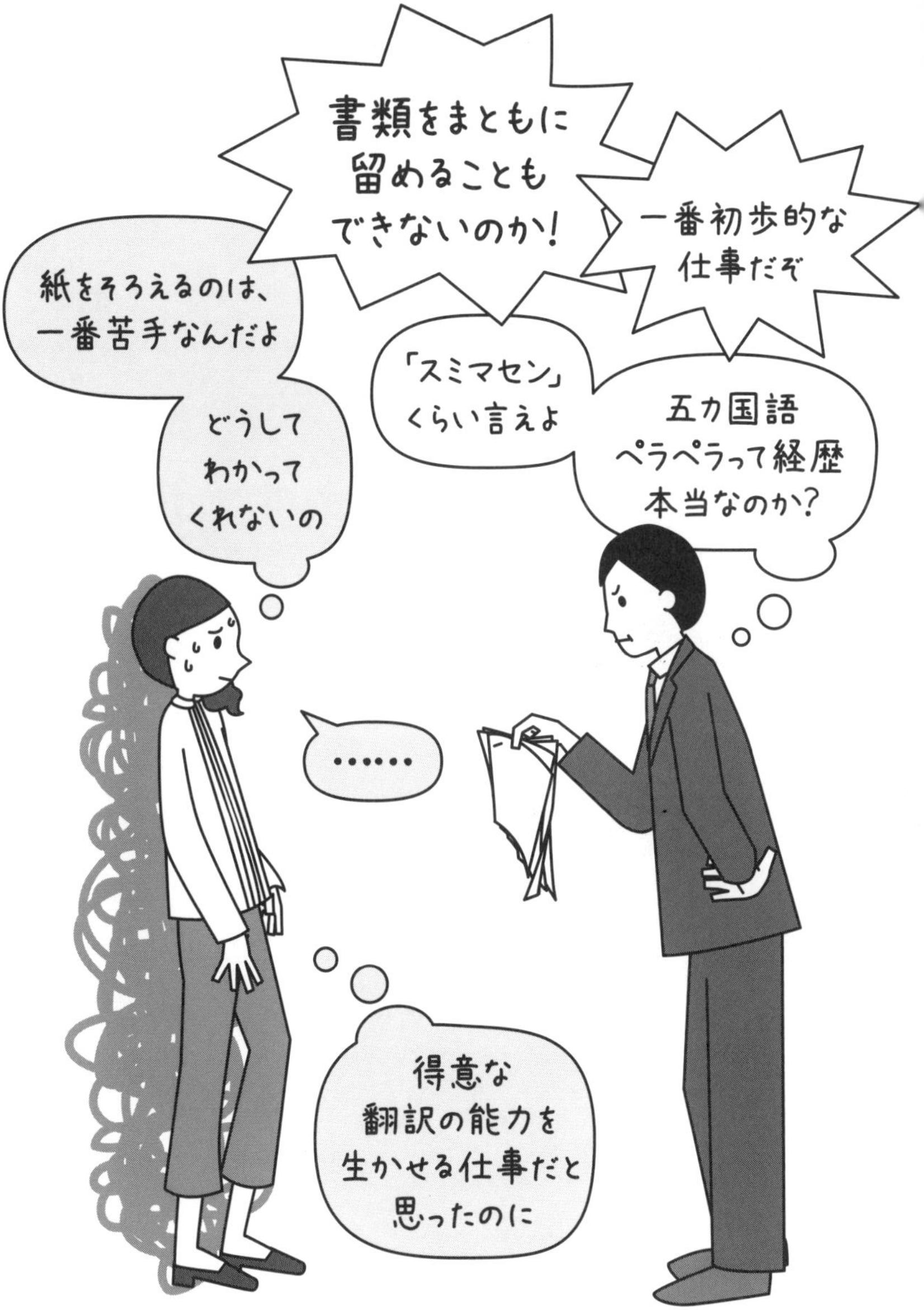
書類をまともに
留めることも
できないのか！
一番初歩的な
仕事だぞ
「スミマセン」
くらい言えよ
五カ国語
ペラペラって経歴
本当なのか？
紙をそろえるのは、
一番苦手なんだよ
どうして
わかって
くれないの
……
得意な
翻訳の能力を
生かせる仕事だと
思ったのに

できること、できないことの相互理解がとても大切

「その場の空気」を読む能力を持っていない

アスペルガーの人は、よく「空気が読めない」とか「その場の雰囲気を悪くする」などと言われることがあります。

アスペルガーの特徴である「社会性の障害」（16ページ参照）は、周囲の人の態度や様子から、その場を支配している感情や感覚、つまり「空気」とか「雰囲気」と呼ばれるものが読み取りにくいのです。

たとえば職場の仲間の一人が、アポイントの時間に追われてあわてているとします。周囲の人はあわただしいその人の雰囲気や、仕事の進度を見計らって、さりげなくフォローをしたり、コピー機などの使用を先に譲るというような配慮をします。こうした一連の全体的な動きは、誰かが声を上げて行われるわけではなく、〝その場の空気が自然とそうなる〟わけです。

けれどアスペルガーの人は、この空気を読むことができません。そのため涙目で焦る人が書類をコピーしようとしているのを尻目に、悠然と大量コピーを始めたりして、職場の人々を唖然とさせます。

そして「あいつは自分勝手だ」とか、「なんて意地悪な人なんだろう」という評価を下されてしまいます。

また、その場にそぐわない発言をして、周囲に違和感を感じさせたり、相手の気持ちを逆なでることもよくあります。たとえば難航している会議の場で、上司の厳しい顔に誰もが緊張している最中、「もう昼食の時間ですね」などと発言して周りを凍りつかせる、といった具合です。

これらの言動は、自分勝手だからでも、意地悪をしようとしたわけでもありません。その場の雰囲気を「読み取って行動する」という能力が働かないだけなのです。

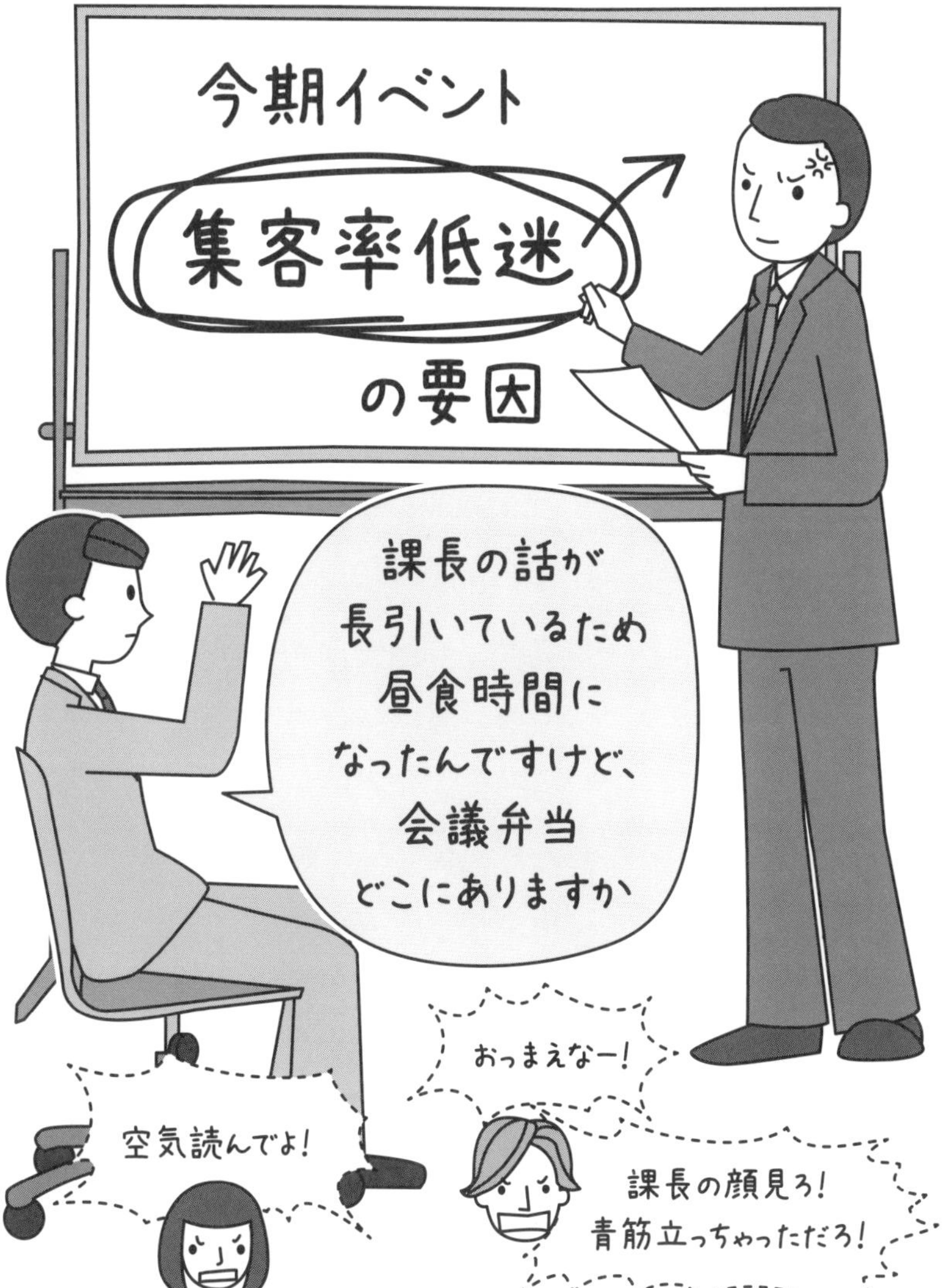
今期イベント
集客率低迷
の要因
課長の話が
長引いているため
昼食時間に
なったんですけど、
会議弁当
どこにありますか
おっまえなー!
空気読んでよ!
課長の顔見ろ!
青筋立っちゃっただろ!

空気を読めずにトンチンカンな言動をする

こんな時の対応は66ページへ!

自己中心的な性格だと誤解を受けがち

アスペルガーの人の一見自分勝手に見える言動は、「相手が自分の行為や言葉を受けてどう感じるか」を想像することができないのが原因となっています。本人は何の悪意もなく、ただ思ったままに行動したり、言葉に出しているだけなのです。

けれど、周りの人からは「自己中心的」「わがまま」など、本人の性格の問題だと誤解されがちです。そして味方になってくれる人が減っていき、どんどん冷たい視線で見られるようになっていきます。

たとえば前ページの会議の例なら、「課長を怒らせたいのか」「マジメな会議の席でくだらないことを言うな」などと親切に教えてくれる人がいても、他人と共感しにくいために、その忠告を「時間が予定より長引いているから言っただけだ」「くだらないことではなくて事実だ」という気持ちでとらえます。

しかもそれをそのまま口に出してしまうため、親切で忠告や注意をした数少ない味方すら心が離れていってしまいます。

いつもこんな調子のため、本人は一生懸命仕事をしていても、「何を考えているかわからない人」という目で見られます。

こんな状態ですから、職場の中で孤立しがちですが、本人はその空気にさえ気づけないことがあります。また、孤立感や疎外感を感じ「何かおかしいな」「周囲になじめない」と思っても、どうしたらいいかわからず苦しんでいることも多いのです。

アスペルガーの人の中には、「少しもおかしくなくても、みんなが笑っている時は一緒に笑うように気をつけている」など、つねに緊張を強いられながら毎日を過ごしている人もたくさんいます。

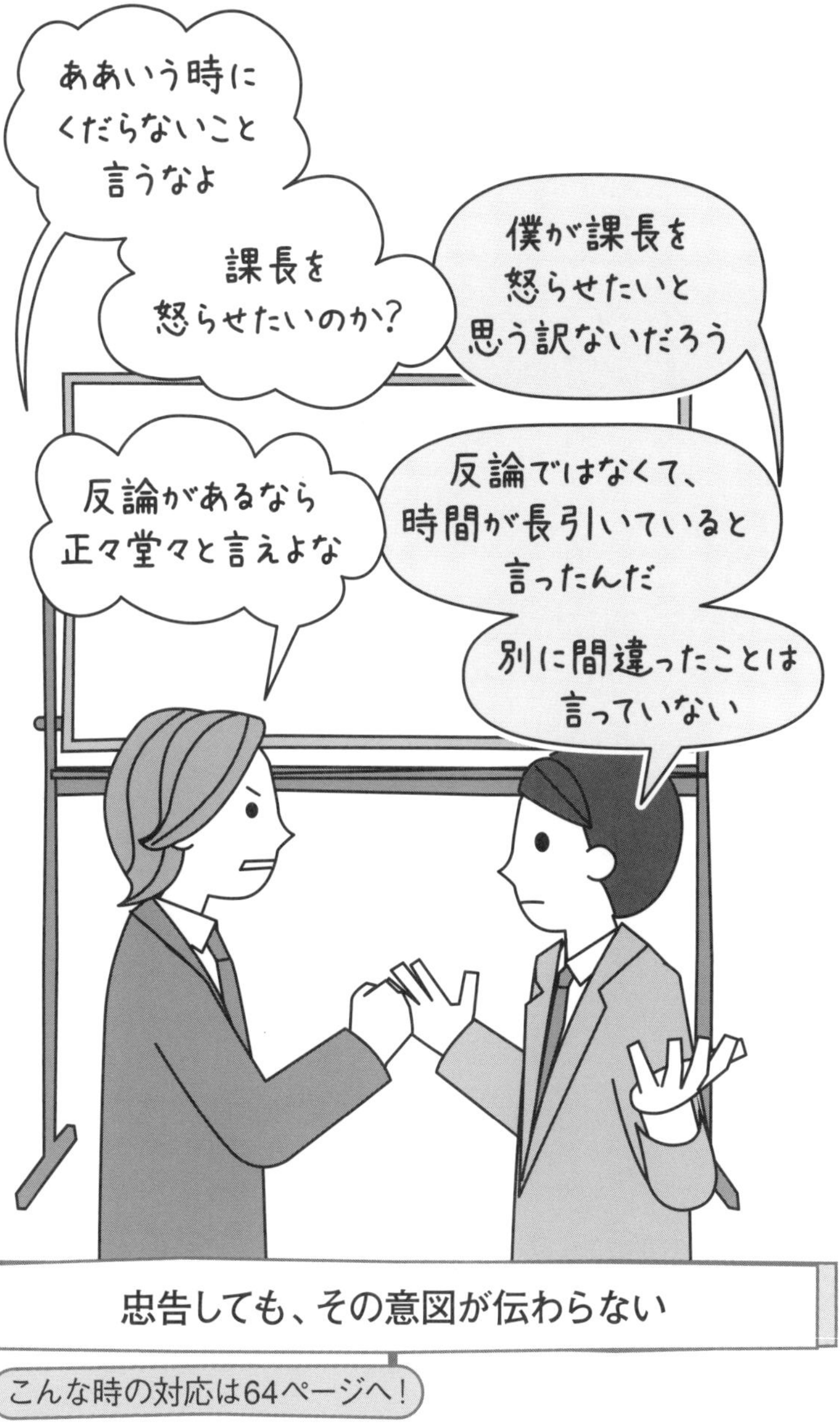
ああいう時に
くだらないこと
言うなよ
課長を
怒らせたいのか？
僕が課長を
怒らせたいと
思う訳ないだろう
反論があるなら
正々堂々と言えよな
反論ではなくて、
時間が長引いていると
言ったんだ
別に間違ったことは
言っていない

忠告しても、その意図が伝わらない

こんな時の対応は64ページへ！

TPOに合わせたふるまいができない

「社会性の障害」から誤解されやすい行動をしてしまう例は他にもたくさんあります。

その一つがＴＰＯに合わせたふるまいができないということです。

スーツで行かなければならない仕事先に、ふだん通りのラフな服装で行ったり、パーティや宴席にふさわしくない格好で出席したりします。これは「仕事の場ではスーツを着る」という常識が、さほど重要なものだとわからないためにとる行動です。

たとえばお祝いの席などに招かれた時、「平服でお越し下さい」

と言われると、通常はその会の主旨やどの程度の規模のものか、どんな人が招かれているかなどを考えながら、全体の雰囲気から浮かない程度にフォーマルをカジュアルダウンするものです。

けれどアスペルガーの人は、「平服で」という言葉をそのまま受け取り、普段着のまま現れてヒンシュクを買ったりします。

また、相手に合わせた適切な言葉遣いができず、上司や来客などになれなれしい口をきいたり、敬語を使わなかったりします。反対に、同僚や後輩などに、いつまでたってもよそよそしい丁寧語を使い続け、相手を白けた気持ちにさせたりします。

このように、その場に合わせた服装や言葉遣いができないため、「マナーを知らない」「非常識だ」と思われることもしばしばあります。

もちろん本人に悪意や特別な意図などはありません。「こうするのが常識」「普通はこうだ」などの〝常識〟〝普通〟が理解しにくいためにこうした行き違いが起こってしまうのです。

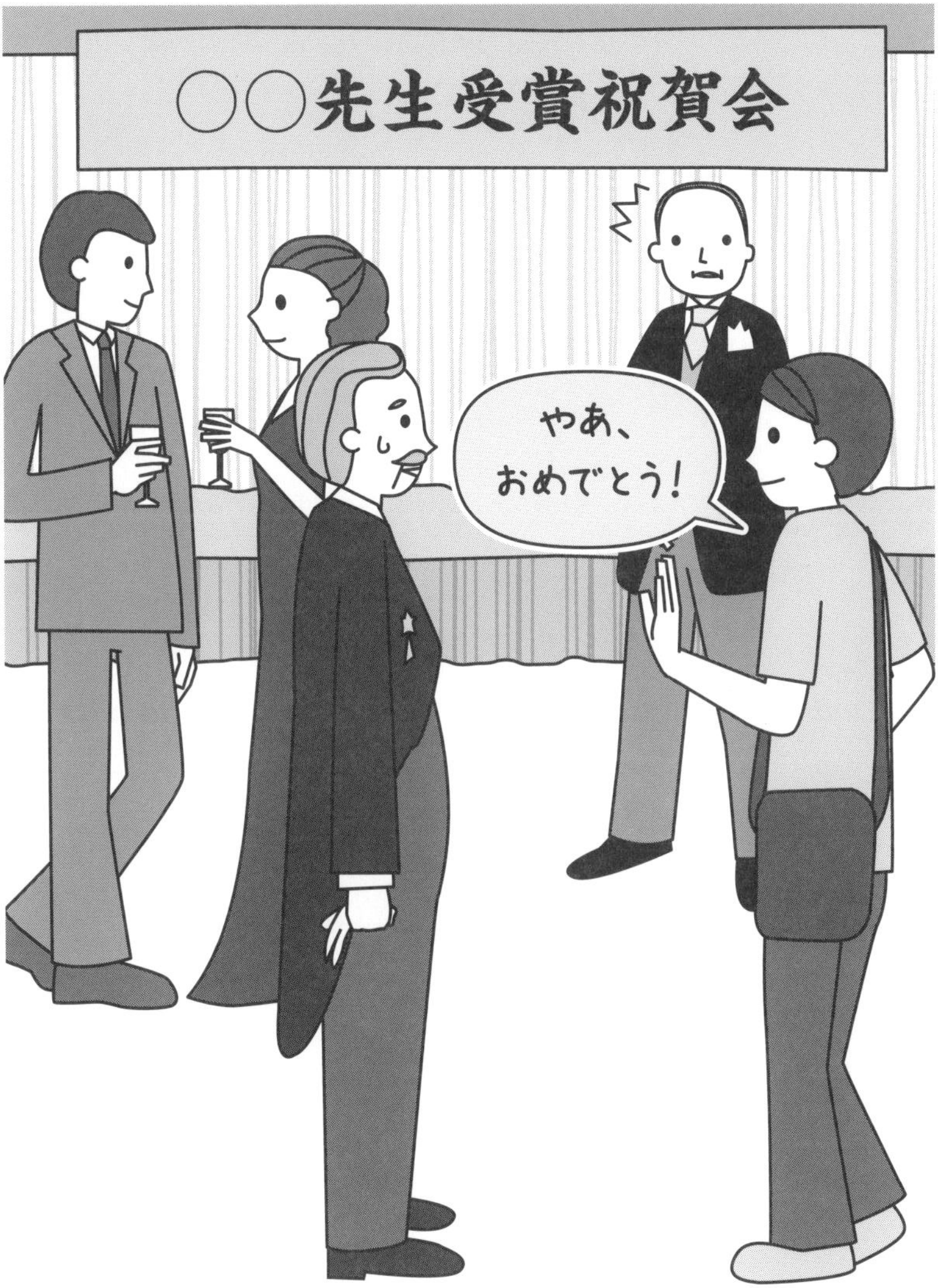
○○先生受賞祝賀会
やあ、おめでとう!

適切な服装や言葉遣いができない

こんな時の対応は76ページへ!

冗談や皮肉、たとえ話が通じない

言葉を表面的にしか解せないという特性は、さらに違った不自由さにもつながります。世の中には言葉の綾《あや》や遠回しな言い方が通じにくい人がいるものですが、アスペルガーの人はその極端なタイプです。皮肉やもののたとえなど、〝高度な言葉の使い方〟を理解することができません。

たとえば、職場で遅刻ギリギリにやって来て、先輩社員に、

「ずいぶんごゆっくりねえ。大物だわ」

と言われると謝りもせずに、

「私は平社員ですから、大物ではありません」

などと答えて平然としています。

たとえ話や慣用句などもうまく理解できません。「満腹で苦しくて死にそう」と言うと、本気で驚き救急車を呼ぼうとしたり、「あの人は腰が低いね」という言葉に「あの人は背が低いから腰の位置も低いよ」などと答えたりします。

同様に冗談もあまり通じません。

「驚いて3メートル飛び上がったよ」

などと言われると、

「人は3メートルも飛び上がることはできない」と大真面目に返したりします。

これらはみな、言葉の真意を受け止めることができないことから出てくる行き違いです。場合によっては「天然キャラでオモシロイ」と言われることもありますが、つねにこの調子ですので、しまいには「皮肉も冗談も通じない、頭の回転のニブイ人」と言われてしまいます。

話がちっとも噛み合わないので、会話するのを敬遠されたり、避けられたりすることも少なくありません。

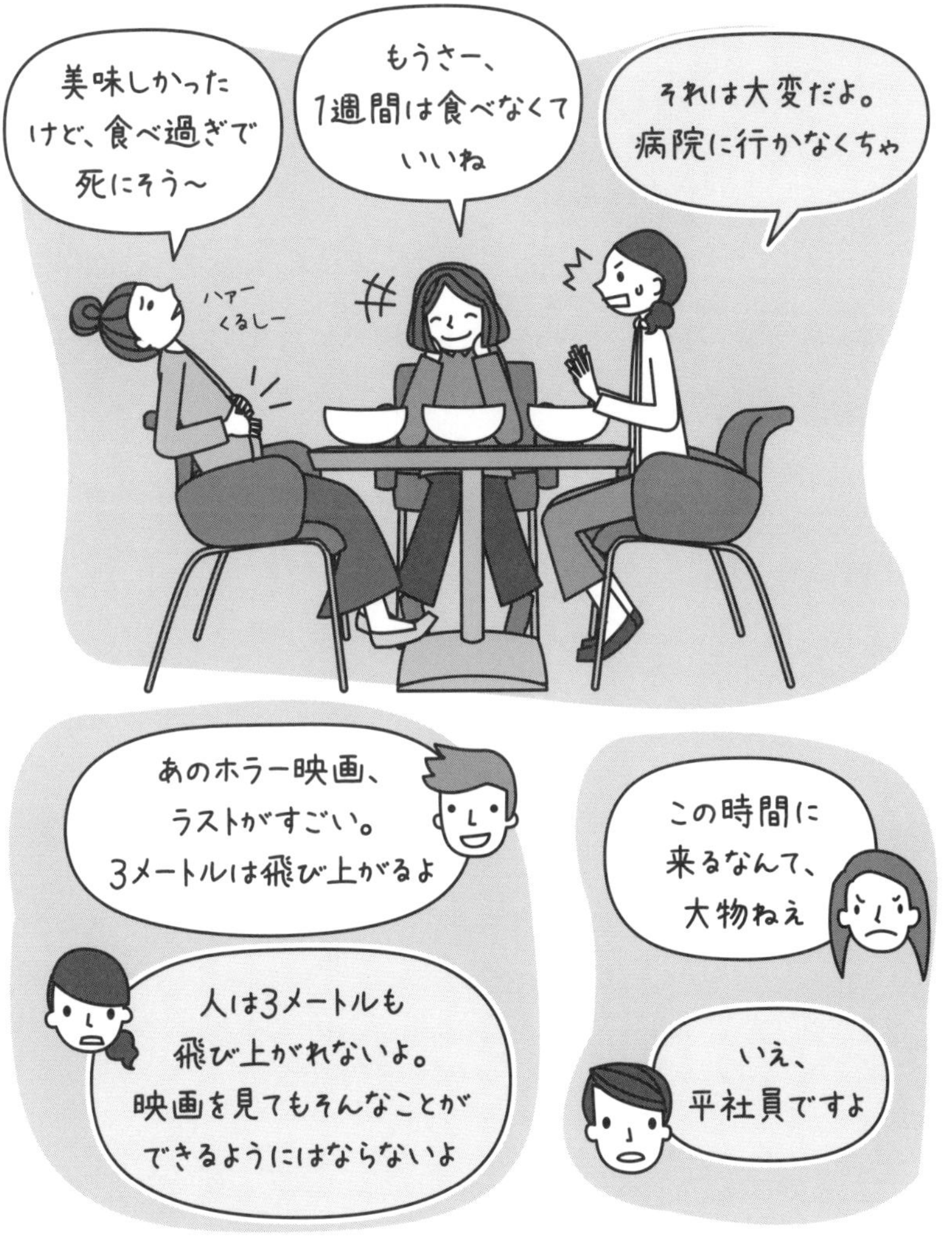
美味しかったけど、食べ過ぎで死にそう～
ハァー くるしー
もうさー、1週間は食べなくていいね
それは大変だよ。病院に行かなくちゃ
あのホラー映画、ラストがすごい。3メートルは飛び上がるよ
人は3メートルも飛び上がれないよ。映画を見てもそんなことができるようにはならないよ
この時間に来るなんて、大物ねえ
いえ、平社員ですよ

言葉の綾、言い回し、冗談など
高度な会話が理解できない

こんな時の対応は72ページへ！

相手を傷つけることを話しても気づかない

苦手なのは相手の言葉の真意を受け止めることだけではありません。自分から相手に言葉をかける場合も、なかなかスムーズにいきません。

たとえば今交わしている会話や相手が話していることとは全く関係ないことを急に話し始めたり、話しかけられた内容とは噛み合わないことを答えたりします。また、自分の興味のあることを一人でえんえんと話し続けることもあります。

さらに誤解を受けやすいのは、思ったことをそのまま言葉にする傾向があることです。

アスペルガー症候群の人は何を言うと相手を傷つけるのかがわからないため、思ったことをそのまま口にしてしまいます。

「また太ったね」「シワが増えたなあ」など、外見的なことを指摘することもあります。「君のお兄さんは優秀な大学の出身だが、君は違うね」など、コンプレックスになりそうなことを遠慮なく言うこともあります。

ただ、自分自身のこうした特徴を、当事者が気づいて過剰に反応している場合も多く、それがまた障害になりがちです。アスペルガーの人々は知能が高く、学習能力や反省力も優れているため、「どうやら自分が言う言葉は、相手を不快にさせてしまうようだ」と理解すると、そうした発言を控えようと努力するのです。

すると、つねに相手との会話に神経質になるあまり、それにとらわれてがんじがらめになってしまいます。もともと、自分自身の感情には過敏なほどに反応するため、「そういうことは言わない方がいいよ」などとアドバイスされるとそれを強調してとらえてしまい、「自分はダメなんだ」と思い込みすぎて、精神的に疲れ切ってしまいます。

1 相手が話していることとは全く関係ないことを急に話し始める。

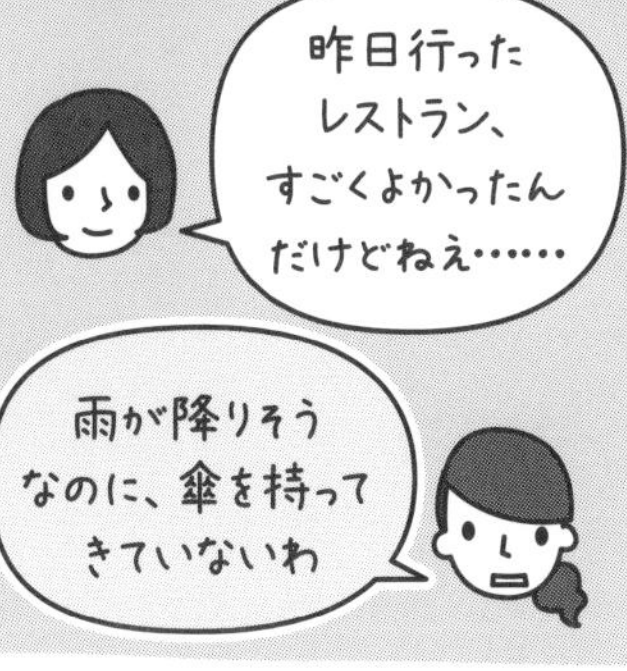
昨日行ったレストラン、すごくよかったんだけどねえ……
雨が降りそうなのに、傘を持ってきていないわ

2 自分の興味のあることをえんえんと話し続ける。

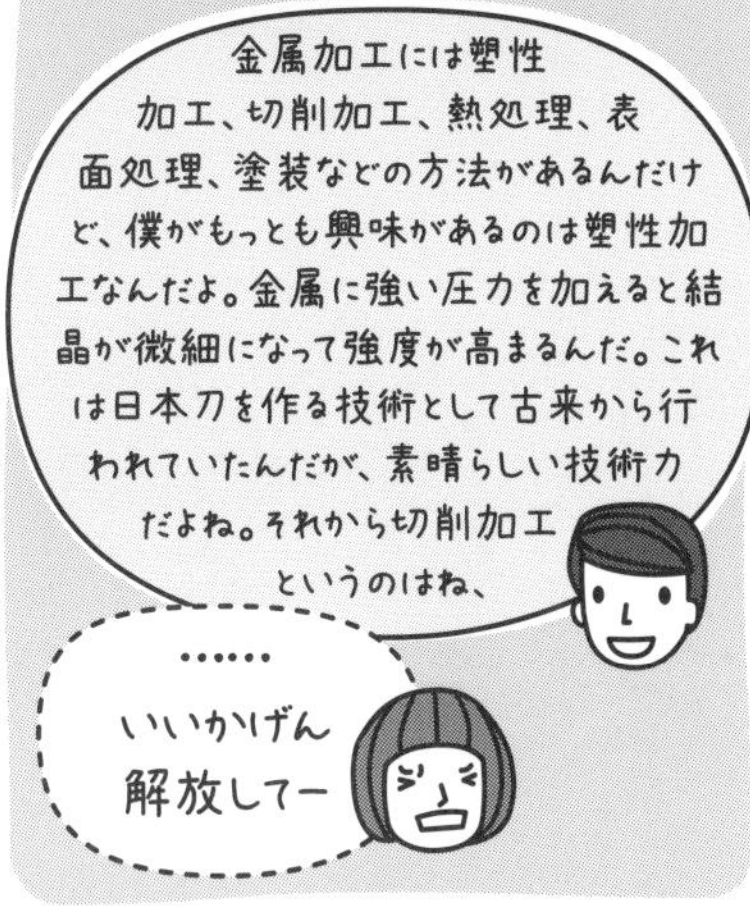
金属加工には塑性加工、切削加工、熱処理、表面処理、塗装などの方法があるんだけど、僕がもっとも興味があるのは塑性加工なんだよ。金属に強い圧力を加えると結晶が微細になって強度が高まるんだ。これは日本刀を作る技術として古来から行われていたんだが、素晴らしい技術力だよね。それから切削加工というのはね、
……いいかげん解放してー

3 思ったことをそのまま口に出す。

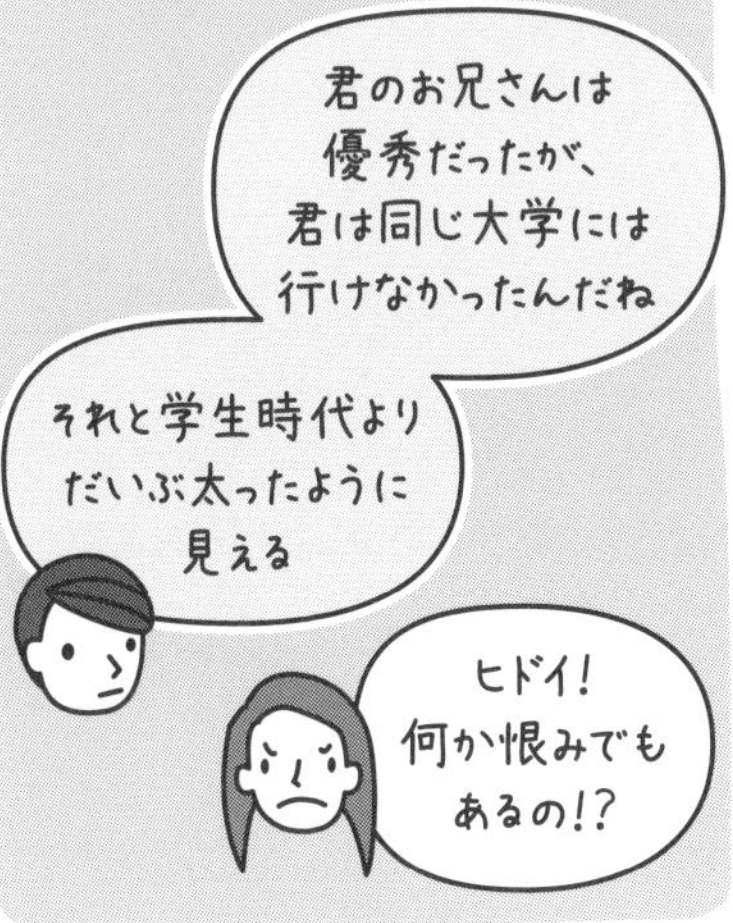
君のお兄さんは優秀だったが、君は同じ大学には行けなかったんだね
それと学生時代よりだいぶ太ったように見える
ヒドイ! 何か恨みでもあるの!?

4 対人関係の失敗を重ねると、過剰に恐れてしまう。

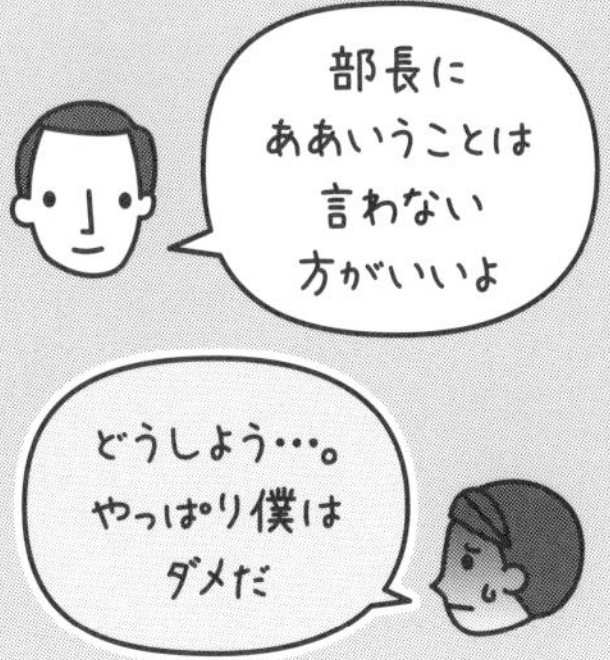
部長にあういうことは言わない方がいいよ
どうしよう…。やっぱり僕はダメだ

人の気持ちが読み取れないために、頭にあることをそのまま口にしている

← こんな時の対応は72ページへ!

自分の痛みに敏感で被害者意識が強い

他人が嫌がる言葉にはなかなか気づけないアスペルガーの人ですが、自分に対する他人からの言葉には、非常に敏感に反応します。

アスペルガー症候群の人は他者の気持ちが理解できないため、鈍感だと誤解されがちですが、本来の特性はとても繊細です。ただその繊細さが自分自身の感覚ばかりに集中しているのです。そのため、周囲からの働きかけに過敏に反応します。他人の言葉に傷つけられやすく、ささいなことでも強くショックを受けることも少なくありません。

全体に被害者意識が強い傾向があり、自分に向けられた相手の何気ない行為や言葉を、「自分のことを非難している」「自分に敵意を持っている」と解釈しがちです。そしてヒステリックな反応をしたり、相手を敵視して好戦的な態度をとったりします。

たとえば相手が何気なく「このレポートより、この間のほうがよかったね」と言うと、「今日のはよくないと言いたいんだろう。私の能力に幻滅したんだ」などと思い込み、その人と会うのを避け始めたり、同じ行為を2度としなくなったりします。

また「今日はずいぶん頑張ったから疲れたよ」などと話しかけられると、それを自分に対するあてこすりのようにとらえて、「どうせオレは頑張ってないよ」などと卑屈な態度を見せたりすることもあります。周囲の人は、そうした態度に驚いたり、うがった見方をされたと気分を害したりしてしまいます。

けれど本人は傷つけられた自分の気持ちばかりに気をとられ、相手の気分を悪くしたことにはなかなか気づきません。

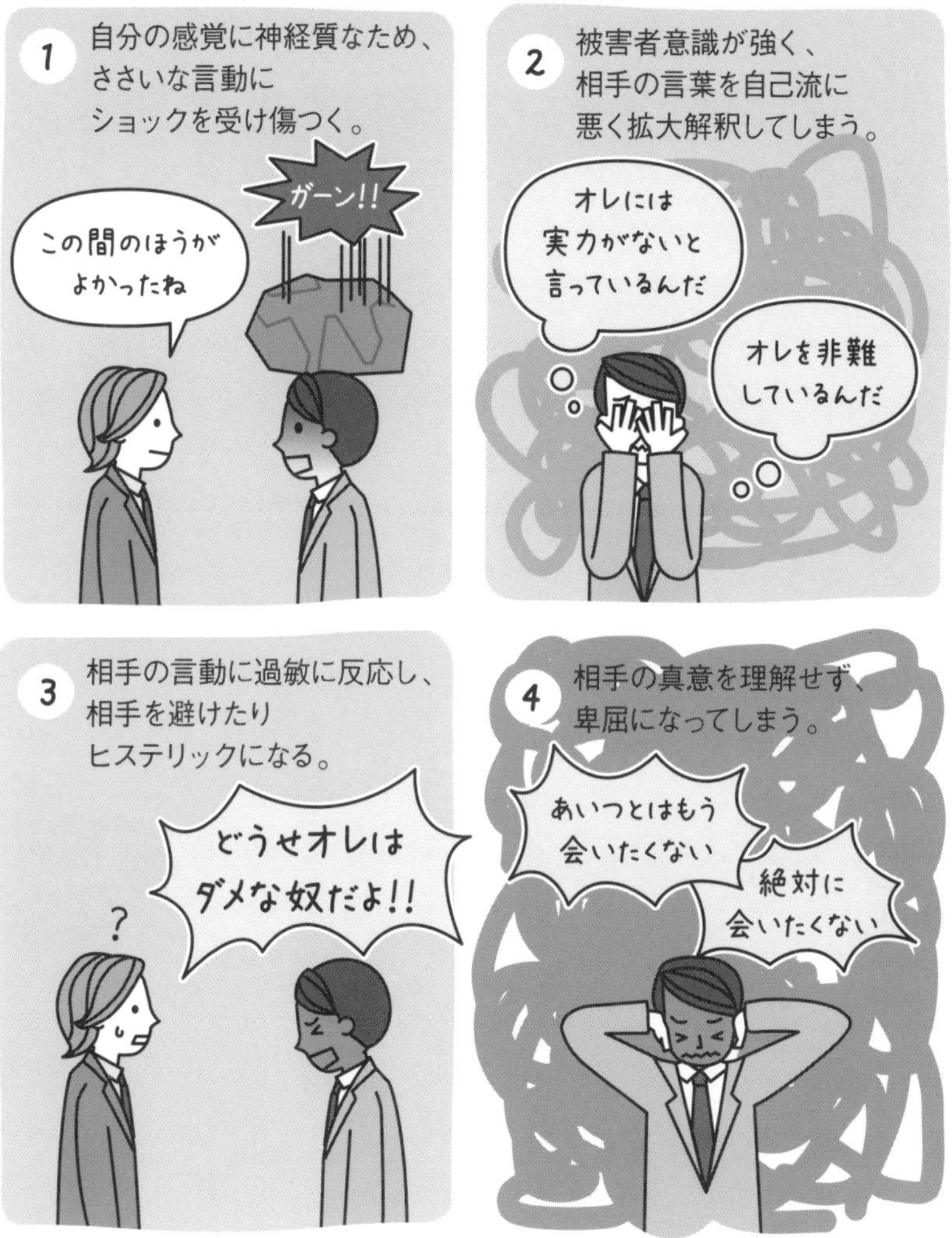
1 自分の感覚に神経質なため、ささいな言動にショックを受け傷つく。
この間のほうがよかったね
ガーン!!
2 被害者意識が強く、相手の言葉を自己流に悪く拡大解釈してしまう。
オレには実力がないと言っているんだ
オレを非難しているんだ
3 相手の言動に過敏に反応し、相手を避けたりヒステリックになる。
?
どうせオレはダメな奴だよ!!
4 相手の真意を理解せず、卑屈になってしまう。
あいつとはもう会いたくない
絶対に会いたくない

自分の感覚や感情に過敏なために、
相手の言動に過剰に反応して被害者意識を持つ

← こんな時の対応は74ページへ!

スケジュールや行動パターンが変わると動揺

アスペルガー症候群の人はよく、「頑固だ」「マイペースすぎる」と言われることがあります。これは、言語コミュニケーションの障害だけでなく、自分のルールや決まりを忠実に守ろうとする特性から来ているからでもあります。

アスペルガー症候群の人は、決まっているルールや習慣は、決して崩してはいけないものだととらえています。そして毎日の決められた行動パターン、この場合はこうするというような決まりごと、細かいスケジュールなどをきちんと厳密に守ろうとする傾向が顕著なのです。そこから逸脱することを嫌い、逸脱すると強い混乱をきたします。これは個性の一つなので、「肩の力を抜けよ」などとアドバイスされたところで変えられるものではありません。

ですから、決められたスケジュールが急に変更になったり、いつもと違うパターンで何かを行うことをとても嫌います。そして、何があろうともスケジュール通りにことを進めようとしたり、ルールをかたくなに守ろうとします。

時にその気持ちが行き過ぎて、周囲の人にもそれを押しつけてしまいます。またささいな変更でも臨機応変な対応をとれずに、「いつものやり方と違う」と過剰反応したり、目上の人を、自分の立場もわきまえず注意したりします。

さらに、予想外のハプニングに弱く、仕事の上でとっさの判断ができません。そのため小さな食い違いを大きなトラブルにまで悪化させてしまうことも少なくありません。

そうした特質から、周囲には「融通のきかない人」「機転がきかない人」などと思われがちです。

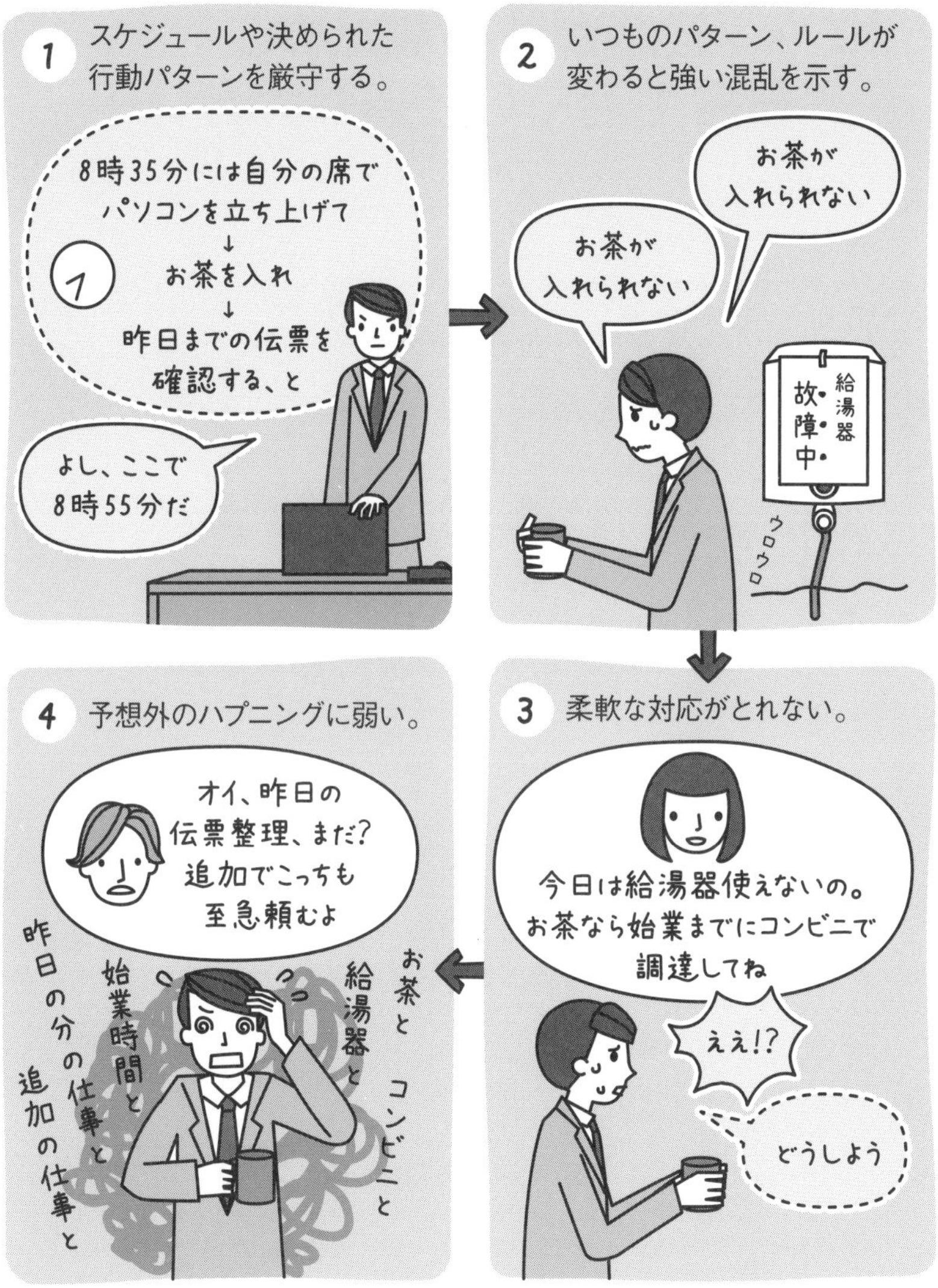
1 スケジュールや決められた行動パターンを厳守する。
8時35分には自分の席でパソコンを立ち上げて
↓
お茶を入れ
↓
昨日までの伝票を確認する、と
よし、ここで8時55分だ
2 いつものパターン、ルールが変わると強い混乱を示す。
お茶が入れられない
お茶が入れられない
給湯器・故障中・
ウロウロ
3 柔軟な対応がとれない。
今日は給湯器使えないの。お茶なら始業までにコンビニで調達してね
ええ!?
どうしよう
4 予想外のハプニングに弱い。
オイ、昨日の伝票整理、まだ?追加でこっちも至急頼むよ
お茶と
給湯器と
コンビニと
始業時間と
昨日の分の仕事と
追加の仕事と

スケジュールやパターンに変化があると動揺する

こんな時の対応は66ページへ！

五感が敏感なために日常生活での苦痛が大きい

アスペルガー症候群には、感覚がうまく機能しにくいという特質があります（20ページ参照）。

たとえば聴覚が敏感すぎる人は、ザワザワしている場所では相手の話が周囲の音に埋もれて会話に集中できません。何を話しているのか、わからなくなってしまいます。そのため話が噛み合わなかったり、周りの会話についていけず「話を聞かない人」と思われたりします。

また、普通は気にならない特定の音が嫌いだったり、反対に、誰もが嫌がるような雑音、たとえばガラスに爪を立ててこする「キー」という音などが平気な場合もあります。

視覚が敏感な場合は、たくさん物があると気になって必要な物を選ぶことができなかったり、光や色に敏感なため、画像などを注視して視覚情報を受け取ることが苦手だったりします。

嗅覚が敏感な人も、たくさんのニオイが入り交じる場所や雑多な場所は混乱を生じるために嫌いになります。また、どんなにいい香りでも、ニオイが強いと受けつけられないこともあります。

味覚については、好き嫌いが激しく、嫌いな食べ物は受けつけません。また、好きな食べ物だけを長期にわたって食べ続けたり、特定の食品ばかりが続く食事でも一向に平気だったりします。味覚に合うものと合わないものの差が激しいのです。

触覚では、体に触れる繊維の肌触りが耐えられないことがあります。衣料品が身につけられず、木綿や絹など特定の繊維の製品しか着ない人もいます。また、誰かに触られるのが苦手で、握手や肩を叩くなどのスキンシップを嫌がる人もいます。

聴覚

周りの音がすべて聞こえてしまい、相手の話に集中できない。

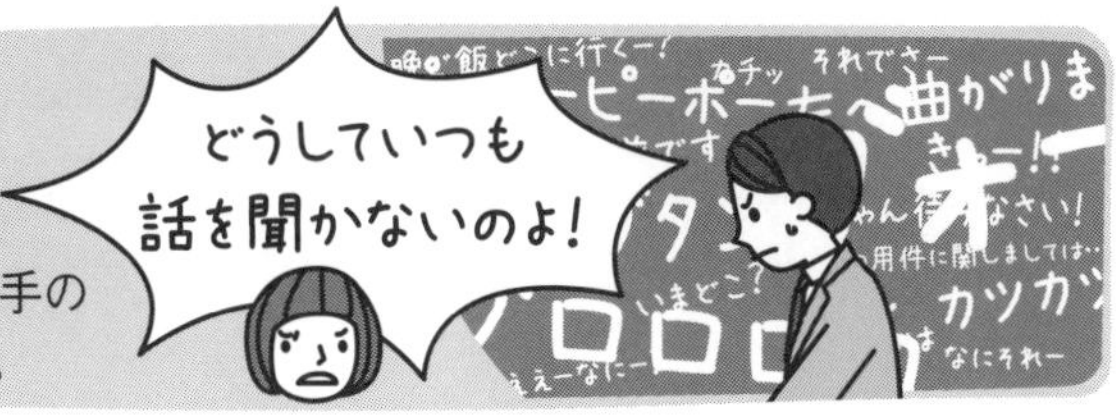
どうしていつも話を聞かないのよ!

視覚

光や色を強く感じるため、注視できない。

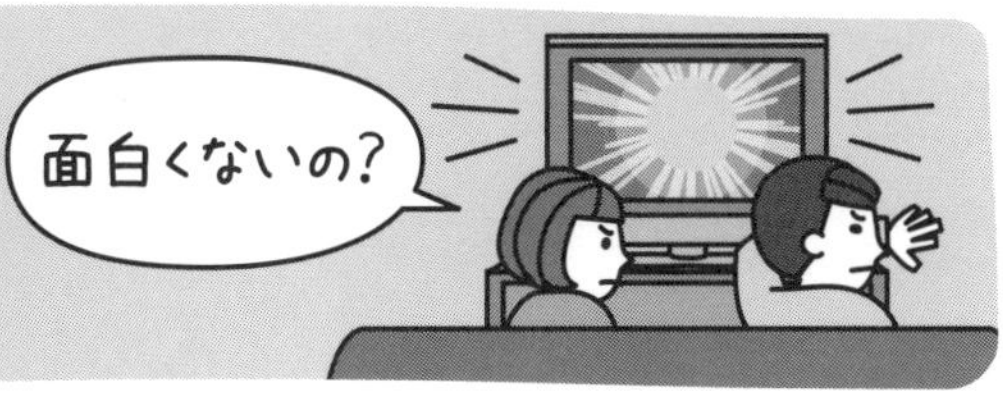
面白くないの?

嗅覚

たくさんのニオイが入り交じった所は苦手。

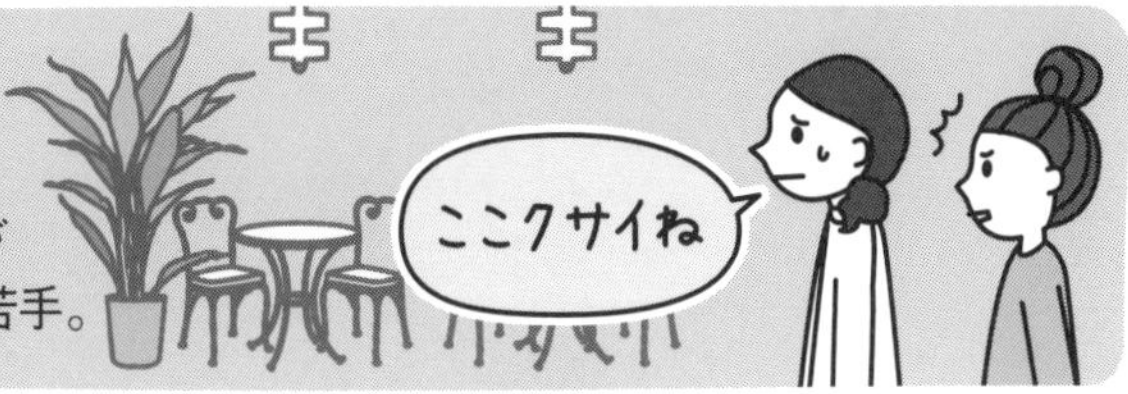
ここクサイね

味覚

好き嫌いが激しく、まったくダメなものもあれば、ずっと食べ続けても平気なものもある。

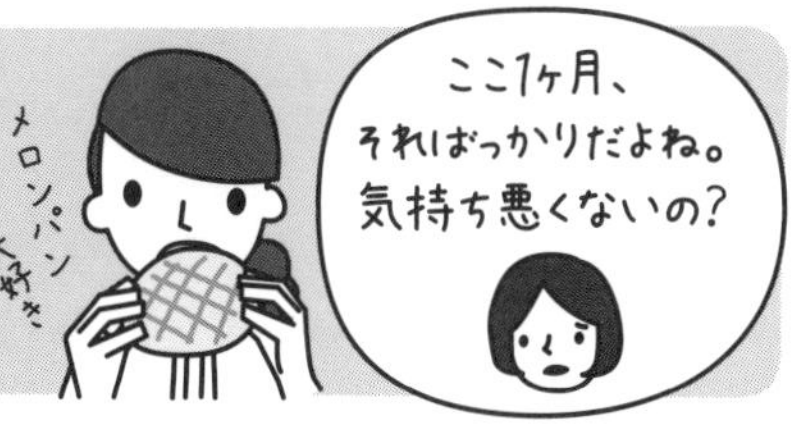
メロンパン大好き
ここ1ヶ月、そればっかりだよね。気持ち悪くないの?

触覚

人に触られるのを極端に嫌がる。

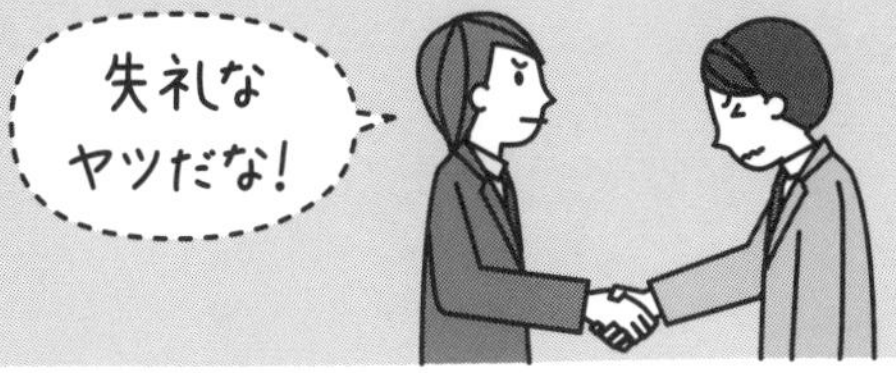
失礼なヤツだな!

五感が敏感なために誤解を受けやすい

← こんな時の対応は68ページへ!

動きがぎこちなく、不器用なことが多い

五感以外の感覚でも、独特の特徴を持っていることがしばしばあります。

運動覚がアンバランスなため、スポーツや体を動かすことが苦手な人は多いのですが、日常的な動作がうまくコントロールできないこともあります。

歩くのが遅かったり、何もないところでよくつまずいたり、ドアや家具などにぶつかるなどのミスが目立ちます。また姿勢が悪く背筋が曲がっているため、だらだらしている印象を与えることもあります。

これらは、筋肉や関節からの感覚情報が脳に伝わりにくいために起こることですが、周りには「そそっかしい」「不注意だ」「緊張感に欠ける」「態度が悪い」などの誤解を招きがちです。

本人は、体の動きがコントロールできないためにバランスを崩している状態なのですが、それを理解してもらえません。

こうした全身の動きだけでなく、指先がとても不器用な場合もあります。箸やはさみを使う、ひもを結ぶ、調理をしたり洗い物をするなど、日常生活で必要な動作がスムーズにできないため、困っている人もいます。書類をそろえたり、何かを包んだりたたんだりする行為が難しい人もいます。本人は一生懸命にやっていても、周囲からは「雑でいいかげん」と思われることも少なくありません。また、ものを壊すことがある人もいます。

そのほか、温痛覚が鈍感なため、虫歯がひどくなるまで気づかなかったり、ケガをしているのを、周囲の人が指摘するまで気づかないことがあります。

暑さや寒さを感じず、真冬でも半袖で平気な顔で過ごしている人もいます。

筋肉や関節からの感覚情報が
脳に伝わりにくいために、
体の動きをコントロールできず
なかなかうまく動けない。
周囲には誤解されることが多い。

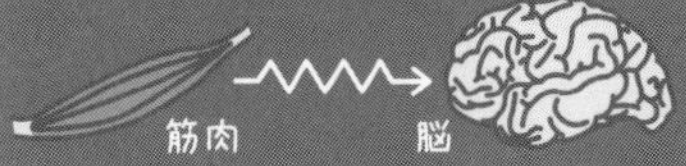
筋肉
脳

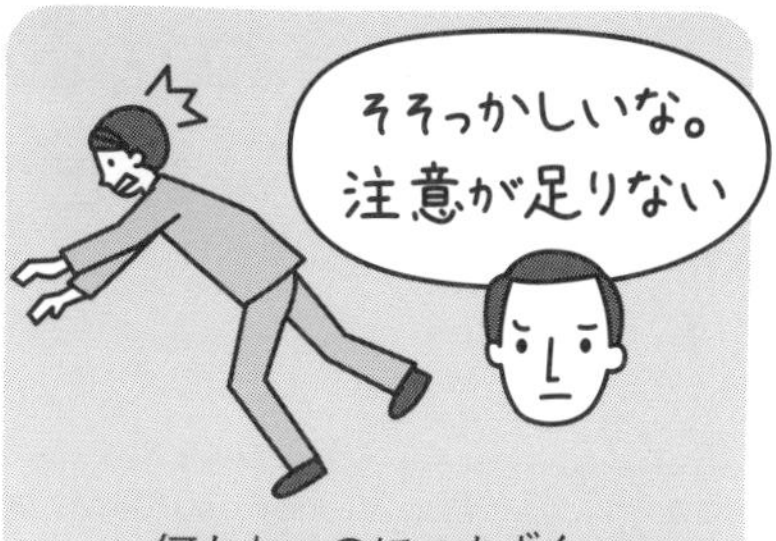
そそっかしいな。注意が足りない

何もないのにつまずく。
ドアや家具などにすぐぶつかる。

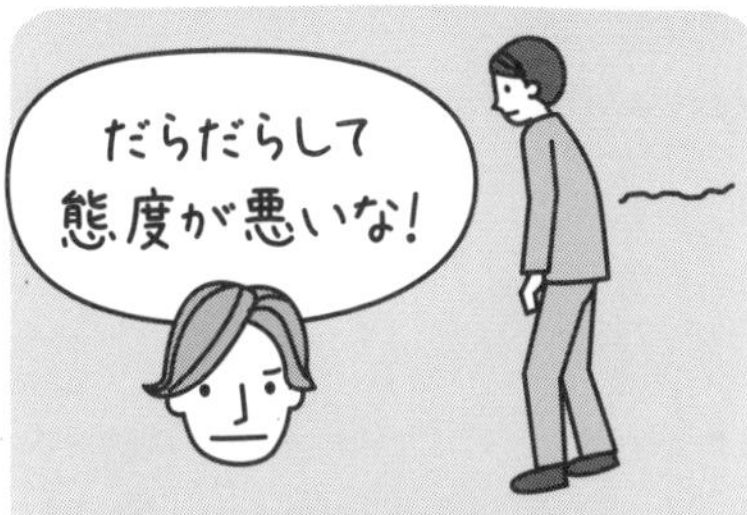
だらだらして態度が悪いな！

歩くのが遅い。
姿勢が悪く背筋が曲がっている。

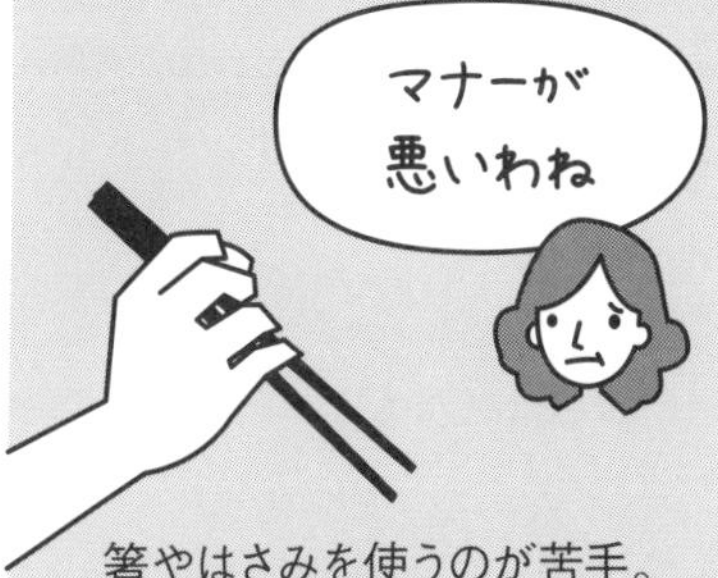
マナーが悪いわね

箸やはさみを使うのが苦手。

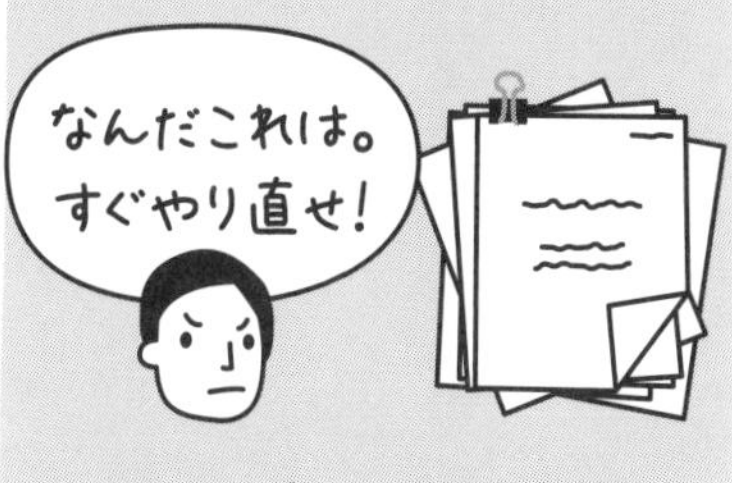
なんだこれは。すぐやり直せ！

そろえる、包む、たたむなどの
行為が難しい。

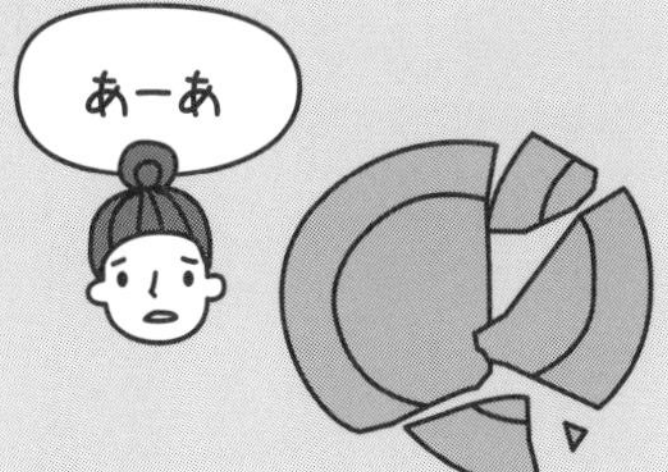
あーあ

ものを壊しやすいことがある。

動作が不器用なことがある

こんな時の対応は82ページへ！

人に合わせるのが疲れるため人づき合いが少ない

アスペルガーの人はよく「つき合いが悪い」と言われることがあります。職場の同僚に誘われても、一緒に飲みに行くこともなかったり、仲間うちで何か盛り上がっていても、それに加わろうともしなかったりするからです。

これは自分のその時の意思を最も尊重するために起こることで、

「今日はみんな頑張った。打ち上げで盛り上がろう」などという強い感情が湧いてこないからです。

「あの時はみんな必死だったよね」などと同じ場にいた人が共通体験をもとに盛り上がっていても、それに入っていくこともなく白けた顔をしてみえることもあります。

ほかにも、他人の言動に敏感すぎるために、人づき合いをなるべく避けようとして、仲間の輪に加わらないこともあります。他人の何気ない言葉に強く動揺したり、人の調子に合わせようとして疲れる経験を重ねているうちに、対人関係にすっかり嫌気がさしてしまうのです。「頑張って相手に共感しよう」とするうちに疲弊することもしばしばあります。相手の気分を害する言動を自分がするのではないかと恐れて、他人との接触を控えている人もいます。

また、自分のスタイルや独自のルール、スケジュールを優先するため、誘われても断ることが多いというのもあります。

「水曜はいつも買う雑誌があるからつき合えない」「その時間は入浴の予定なので」などの理由で誘いを断られると、断られた方はバカにされた気分になります。けれど本人にはそんな気持ちは少しもなく、本当にそれが重要なのです。こうして誤解されるまま行き違っていきます。

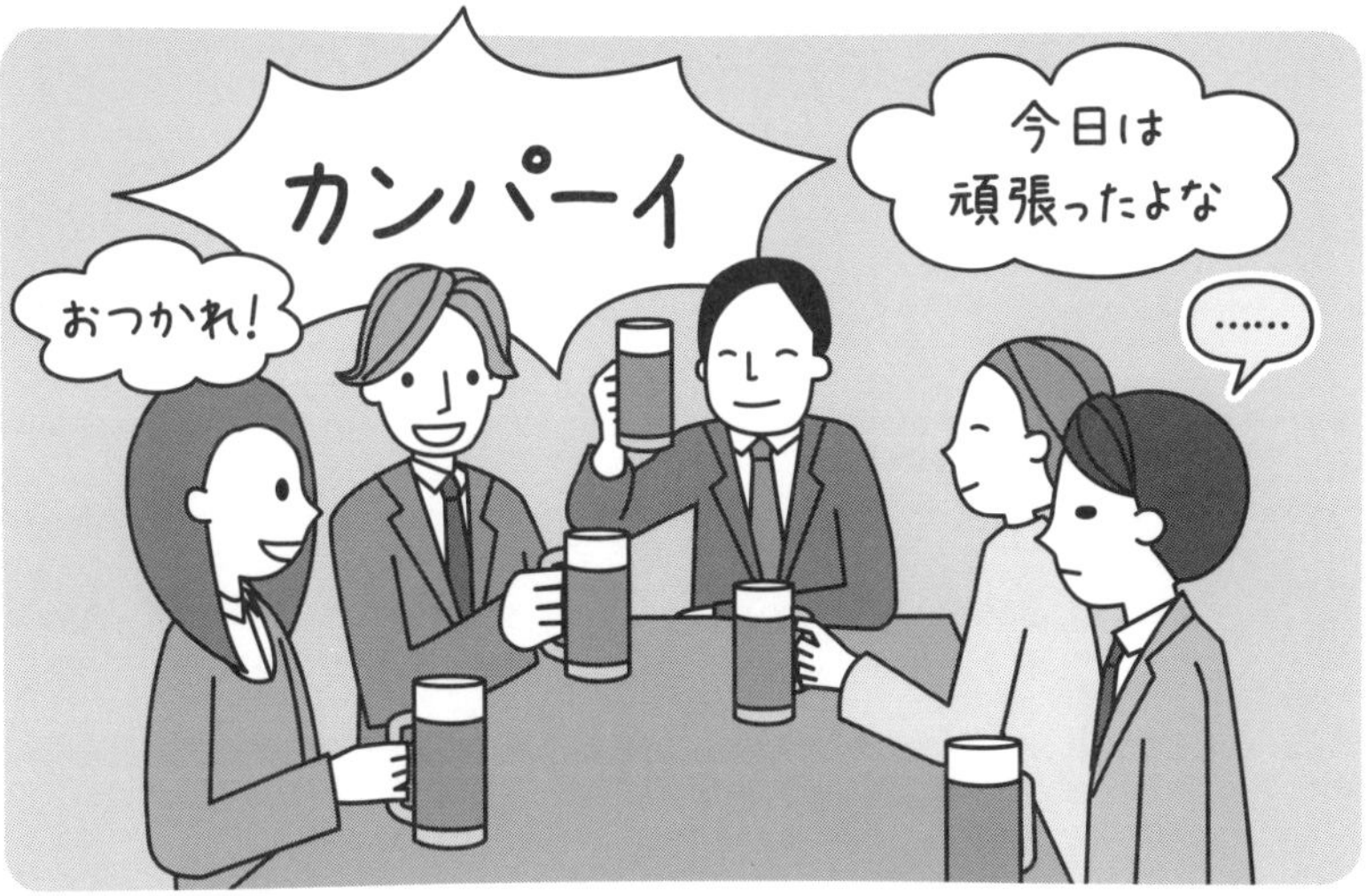
カンパーイ
今日は
頑張ったよな
おつかれ!
……

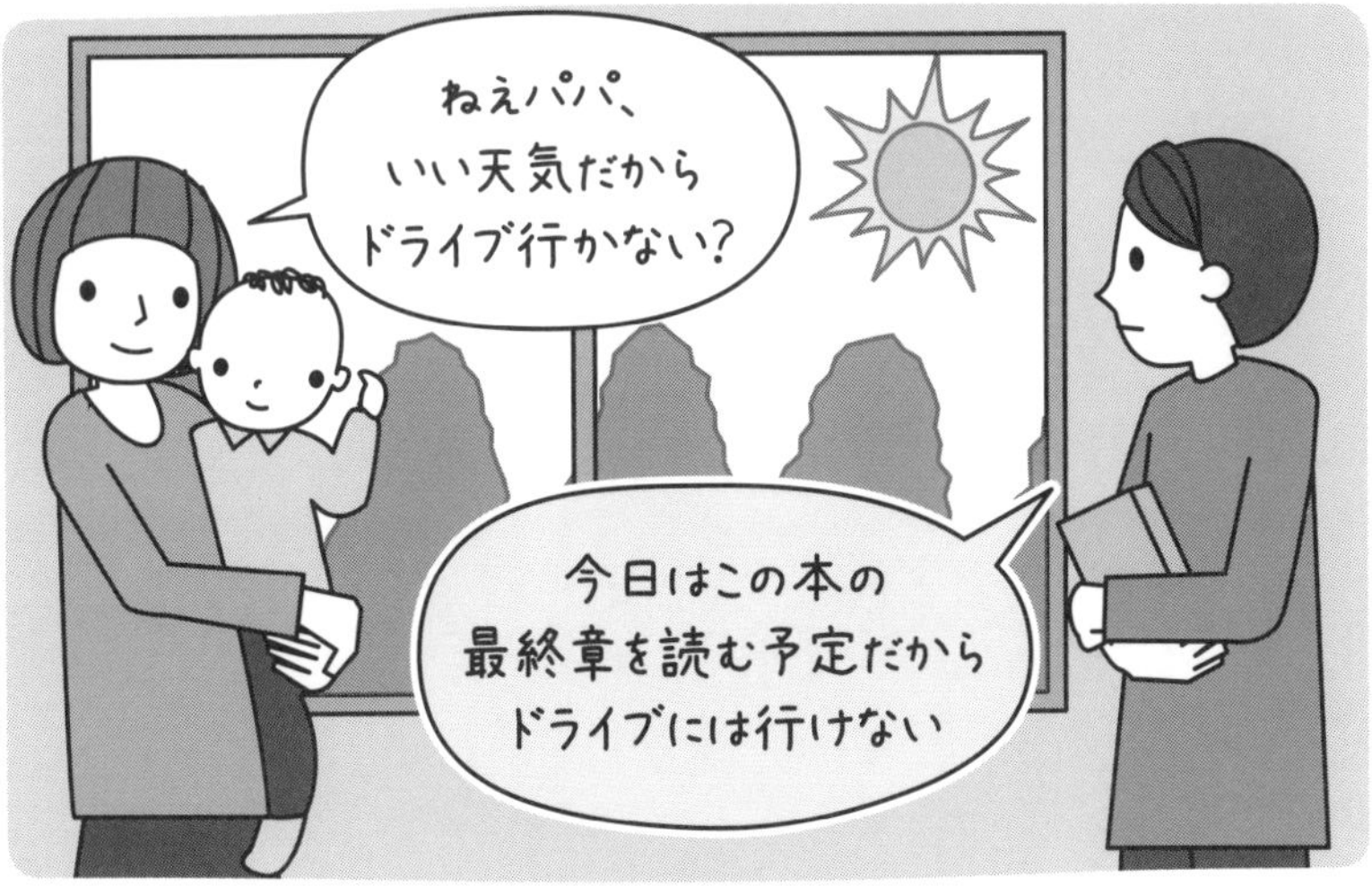
ねえパパ、
いい天気だから
ドライブ行かない?
今日はこの本の
最終章を読む予定だから
ドライブには行けない

他者と共感しにくく、
自分のルールやスケジュールを優先しがち

こんな時の対応は86ページへ!

恋愛を成就するまでのハードルが高い

アスペルガー症候群の人が苦手とする、社会性や他者の心情に対する想像力を駆使するのが、恋愛です。

ささいな心の機微を表現やしぐさから読んで相手の気持ちを察するような恋愛関係は、アスペルガー症候群の人にとってはとてもハードルが高いものです。

好きだという気持ちを伝えるのに一生懸命になり、相手の気持ちを無視して行動し、困惑させてしまうことがよくあります。また、後を追いかけ回したり、急に相手の家を訪ねたりなど、ストーカーだと勘違いされるような行動をとることもあり、なかなかうまく関係を築けません。

また、相手が親切にしてくれると、それを自分への好意だと勘違いをしてしまうこともあります。

首尾よく交際を始めても、自分の好みややりたいこと、自分のペースを優先させすぎたり、相手が言われたくないことをズバリと指摘したりして嫌われてしまうことも少なくありません。

愛情表現であるスキンシップがネックとなってうまくいかなくなるケースもあります。他者との接触が不快なため、相手と触れ合うことができず、続かない場合もあります。

そして、一度相手から拒絶されると、そのショックが大きく、なかなか立ち直れない傾向が強いようです。「次の恋を見つけよう」という気持ちの切り替えができず、恋愛に対して臆病なまま異性との交流に消極的になっていくパターンも多くみられます。

そのほか、相手の真意を見抜けないために甘い言葉にだまされたり、好意を利用されることもあります。

1 まるでストーカーのような行動をする。

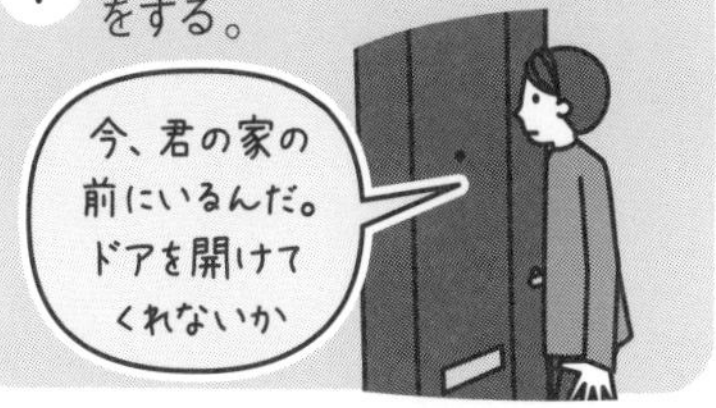
今、君の家の前にいるんだ。ドアを開けてくれないか

2

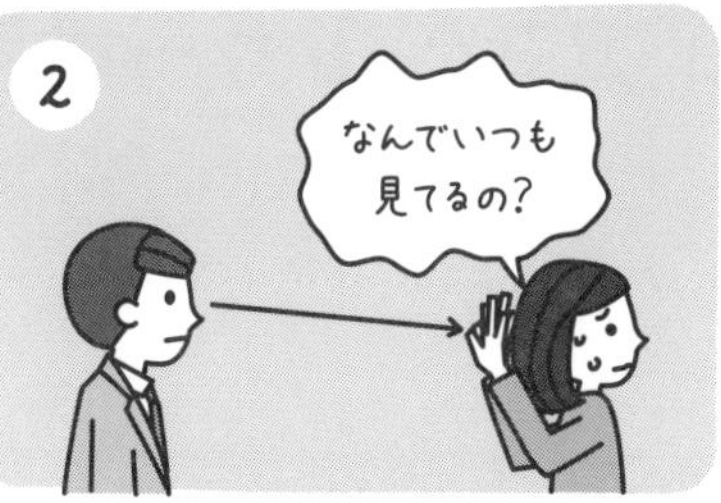
なんでいつも見てるの?

3 相手の優しさや親切を好意と勘違いする。

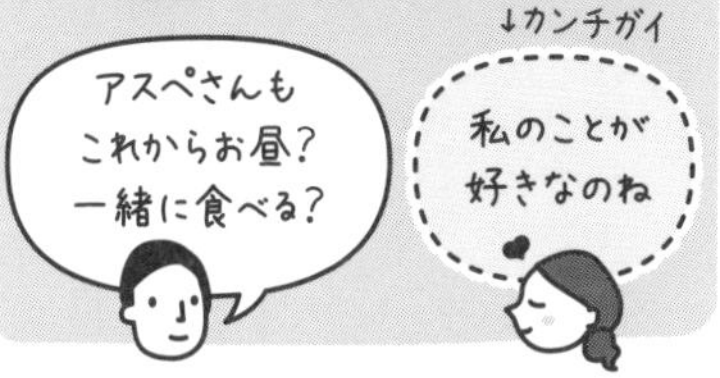
↓カンチガイ
アスペさんもこれからお昼? 一緒に食べる?
私のことが好きなのね

4 自分のペースをかたくなに守る。相手が腹の立つことを平気で言う。

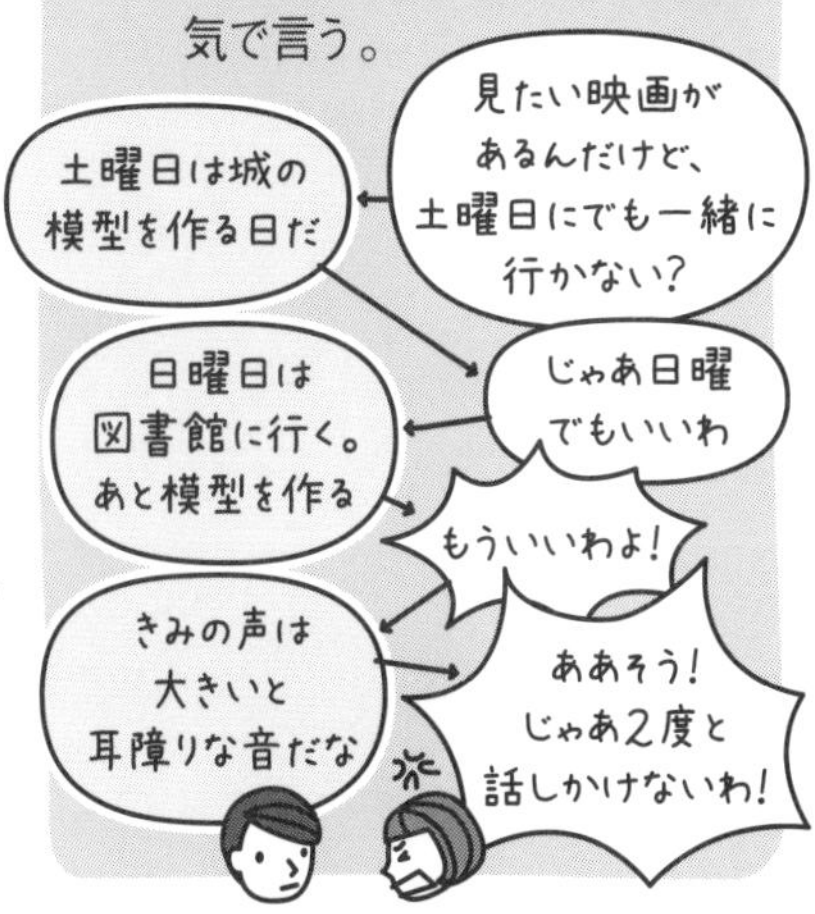
見たい映画があるんだけど、土曜日にでも一緒に行かない?
土曜日は城の模型を作る日だ
じゃあ日曜でもいいわ
日曜日は図書館に行く。あと模型を作る
もういいわよ!
きみの声は大きいと耳障りな音だな
ああそう! じゃあ2度と話しかけないわ!

5 スキンシップが苦手。

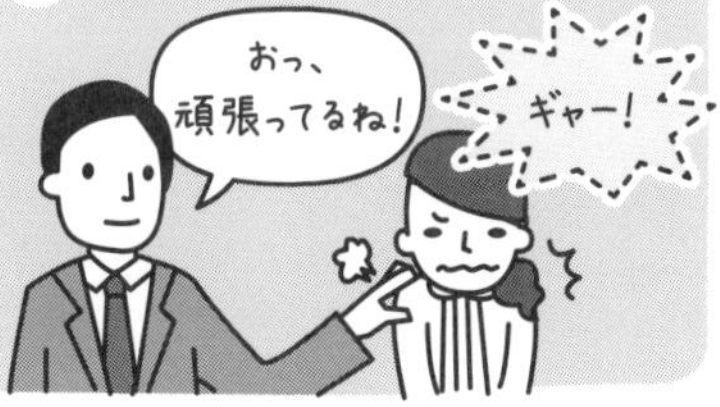
おっ、頑張ってるね!
ギャー!

6 相手の真意が見抜けず、甘い言葉にだまされる。

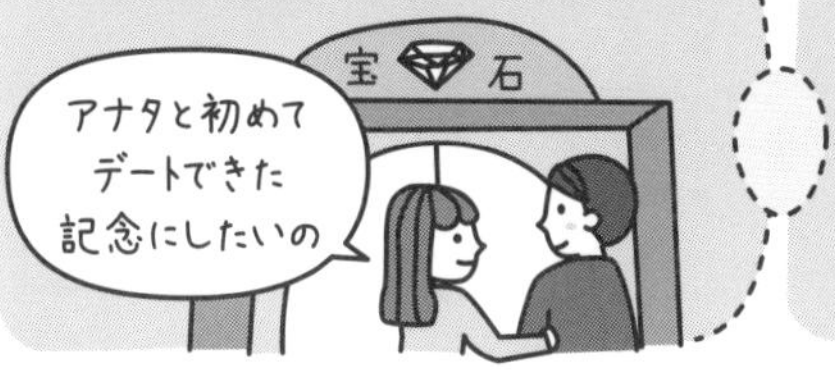
宝石
アナタと初めてデートできた記念にしたいの

7 一度失敗すると、なかなか立ち直れない。

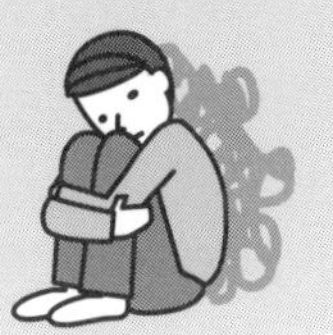

恋愛での失敗体験が多い

こんな時の対応は88ページへ!

「アスペルガーは犯罪を起こしやすい」は間違い

最近、犯罪報道の中で、アスペルガー症候群が取りざたされることが増えてきました。犯罪事件に関係した人物を精神鑑定した結果、アスペルガー症候群の特徴があるとされ、あたかもそれが「犯罪の要因ではないか」と受け取られかねない報道をされることもあります。

けれど、アスペルガー症候群が犯罪を引き起こす原因となることはまったくありません。そもそもこれは、脳機能がもたらす個性や特徴であり、反社会的な行動——破壊衝動や暴力衝動、平気で人をだます、ものを盗む——など、良心の呵責《かしゃく》に欠如のあるパーソナリティ障害とは違うものです。

もし、アスペルガー症候群の人が犯罪行動に走ることがあるとすれば、それは二次的な要因によるものです。たとえば誰にも自分を理解してもらえずに強い怒りを抱えているとか、悩みを相談する相手がおらず鬱屈している、仕事が思うようにいかず追いつめられている、など、犯罪に至ってしまうには別の要因が存在していると考えた方がいいでしょう。

こうした二次的な要因は、おもに周囲からの孤立によって発生するものです。周囲の人々に自分を理解してもらえない辛さ、自分自身も他人に「人とは違う感覚」をうまく説明できない苦しみ、そうした心情の中、周りに誤解されたり、疎外感を味わう状況に追い込まれると、犯罪を誘発するような心理が発生することもあります。これはアスペルガーに限ったことではなく、誰もが同じように持つ心の弱さです。

まずはこうした無理解や誤解を改めること、そして本人が孤立し、追い込まれるのを防ぐことが何よりも大切です。

アスペルガー症候群は、犯罪行動を引き起こすものではない。

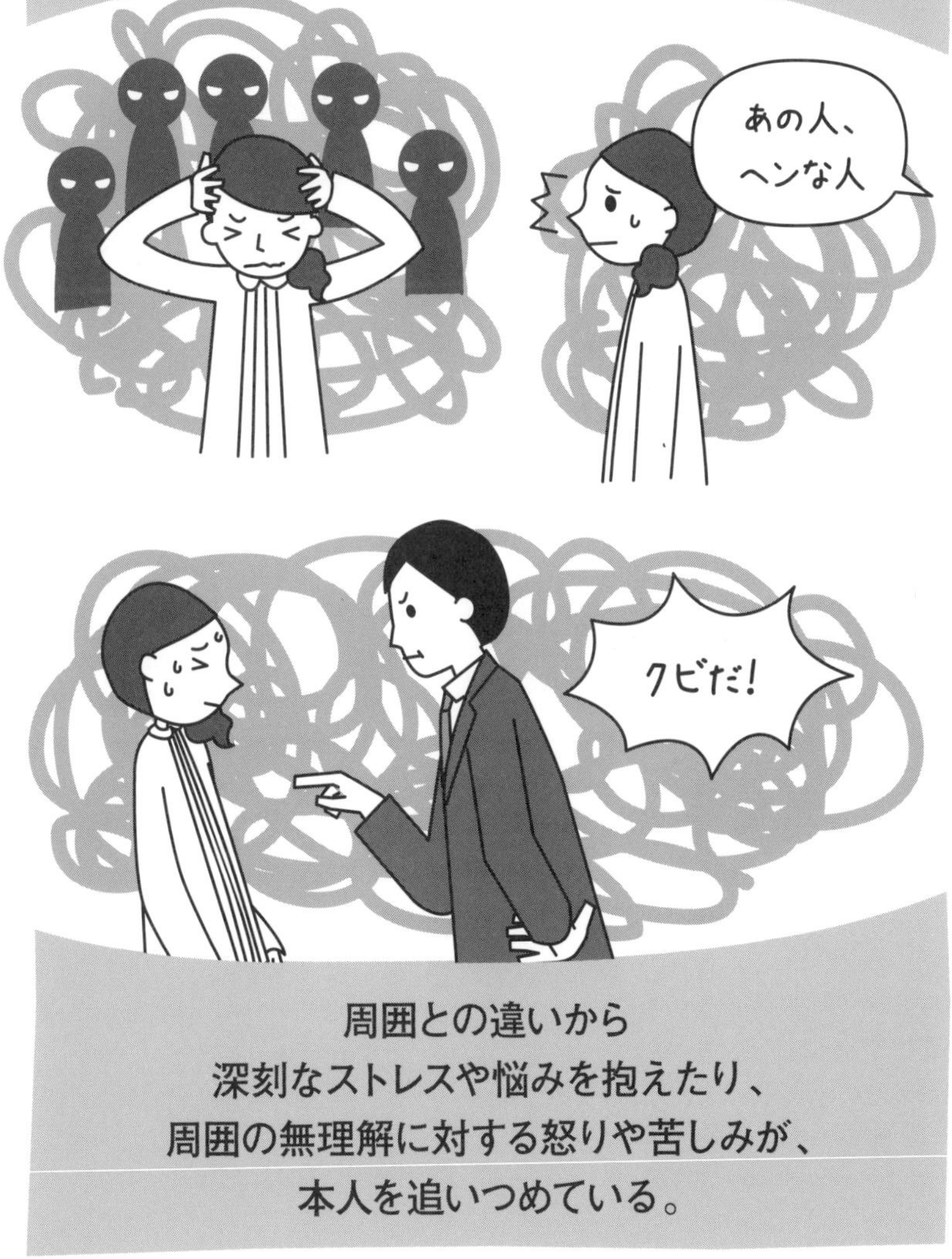

周囲との違いから
深刻なストレスや悩みを抱えたり、
周囲の無理解に対する怒りや苦しみが、
本人を追いつめている。

3章

こんなふうに
接すると
つながりやすい

特性を無理に変えることはできない

アスペルガー症候群の人と接する時、もっとも大切なのは「その人を無理に変えようとしない」ということです。

アスペルガー症候群の人は「変わり者」「理解しにくい」などの印象を持たれがちです。

しかもその特徴が自己中心的な態度に見えるため、非難されたり叱責されることもしばしばです。家族や職場など、周囲のほとんどの人は、「そういう態度は間違っているから正すべきだ」という視線でアスペルガーの人を見て、実際に変えようとします。

もちろんそれは悪意からではなく、むしろ本人のためにと叱ったりたしなめたりしていることも多いでしょう。けれど、どんなに周囲から注意されても、また本人が努力しても、その特性を変えることはできません。また現状では投薬などの治療法もありません。まずはそれを念頭に置きましょう。

また、無理にその特性を変えようとすると、それが本人の強いストレスとなり、変わらないばかりかさらに混乱を招き、さまざまな二次障害（5章参照）の原因ともなります。それは本人にとっても、また周囲の人にとっても不幸なことです。

周囲の人々に求められるのは、特性を無理矢理変えようとすることではなく、理解し、ありのままの姿で生きていけるようにサポートしていく姿勢です。

社会の中で生き辛さを抱えているアスペルガーの人に寄り添い、必要な時は手を差し伸べる気持ちが何よりも必要とされるのです。

では、日常の中でどのように接していけばいいのか、次ページより具体的に説明していきましょう。

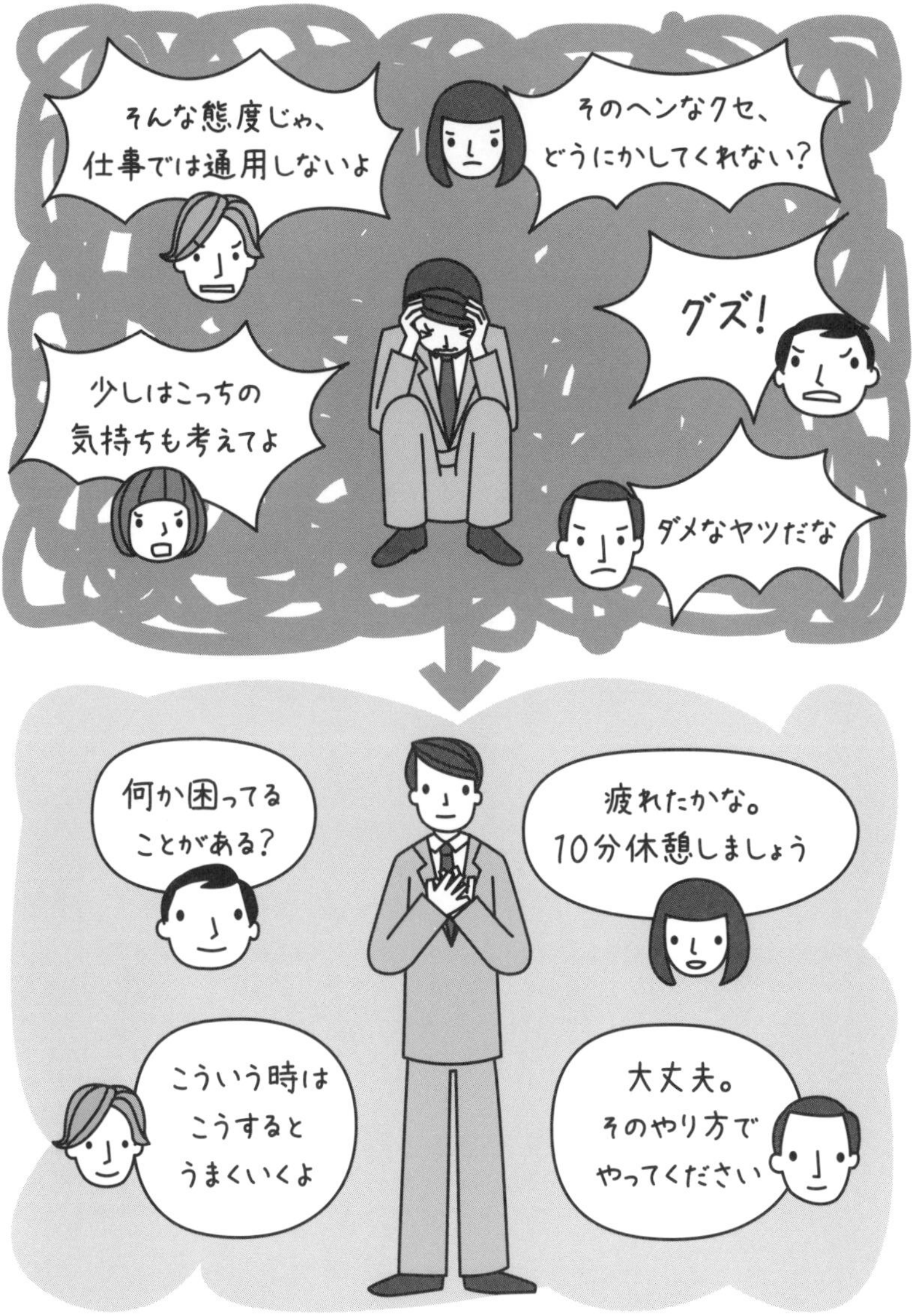
そんな態度じゃ、
仕事では通用しないよ
そのヘンなクセ、
どうにかしてくれない？
グズ！
少しはこっちの
気持ちも考えてよ
ダメなヤツだな
何か困ってる
ことがある？
疲れたかな。
10分休憩しましょう
こういう時は
こうすると
うまくいくよ
大丈夫。
そのやり方で
やってください

変えようとするのは、本人にとって辛いだけの攻撃に

「気持ち」でなく「すべきこと」を説明する

人の気持ちを態度や表情から察することができないアスペルガー症候群の人は、その場の空気になじむことができず、異質な存在になりがちです。

また決められた手順やスケジュールに強くこだわるため、人の感情や都合よりもそれを優先させようとします。こういう態度は周囲から見ると頑固で融通がきかず、自分勝手なもののように映ります。それにふり回され、苦労することの多い家族などは、疲れ切ってしまうこともあるでしょう。

けれど、「周囲をよく見てよ」「○○さんの立場も考えなさいよ」など抽象的な言い方で注意されても、本人は何が悪かったのかわかりません。「視力は悪くない。ちゃんと見えてる」「間違ったことはしていないのに、どうして怒られるんだ」などとピントがはずれたまま不満がつのっていきます。

「相手の気持ちを考える」という切り口で理解を得ようとしても、もともとその部分の〝コネクタ〟が存在しないのだととらえるとわかりやすいかもしれません。

こうした場合は、とるべき行動を明確に伝えます。

「今、私は夕飯の支度ができないほど疲れているから、コンビニで二人分の夕飯を買ってきてくれる？　私はパンではなく、ご飯のお弁当がいいわ」

「○○さんが遅刻をしそうなので、プリンタを先に使わせてあげましょう」

など、「気持ち」を説明するのではなく「その時、どういう行動をとればいいか」を具体的に説明します。

相手の気持ちがわからなくても、何をどうすればいいのかがわかれば、それに対応することができます。

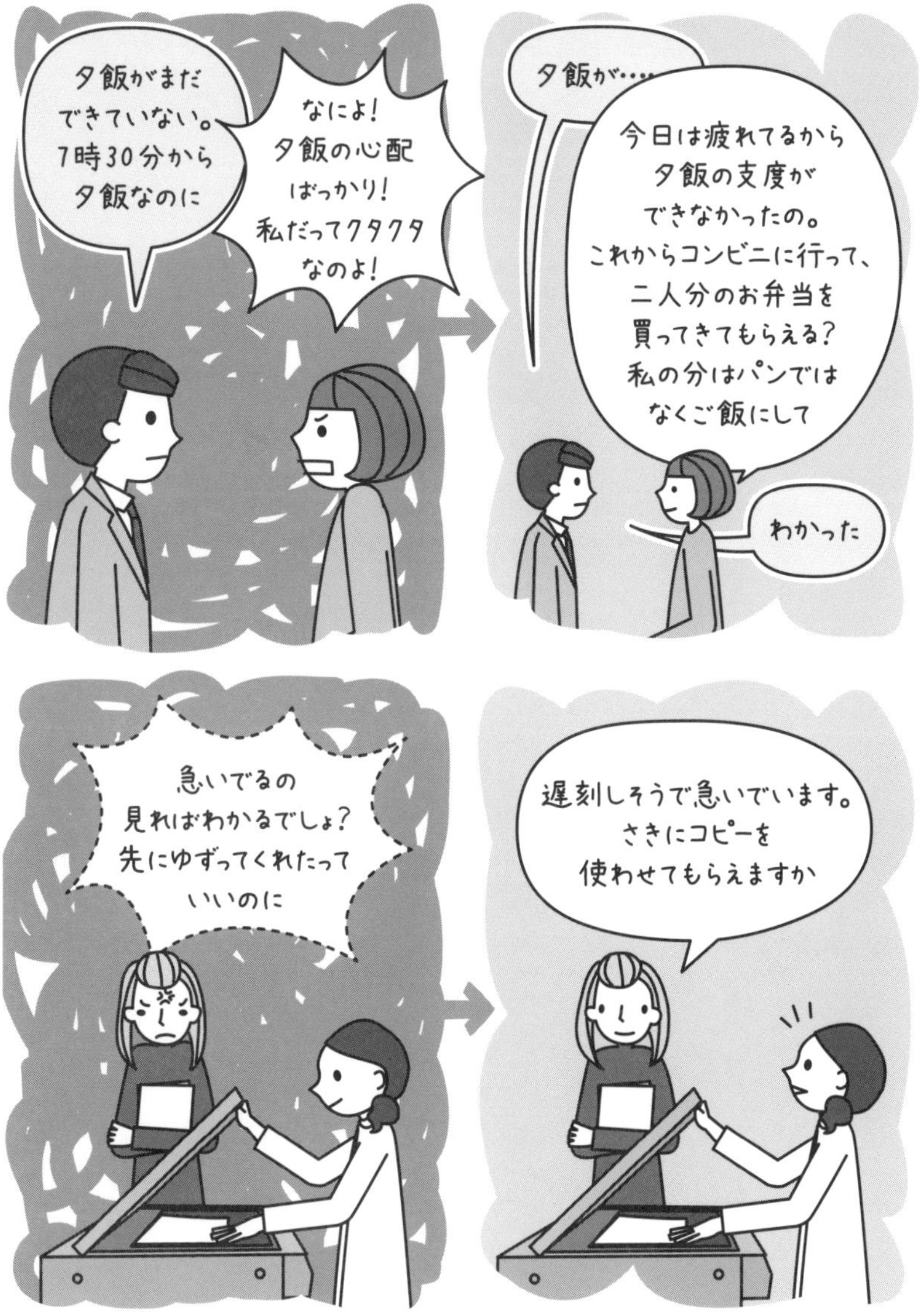
夕飯がまだ
できていない。
7時30分から
夕飯なのに
なによ!
夕飯の心配
ばっかり!
私だってクタクタ
なのよ!
夕飯が・・・
今日は疲れてるから
夕飯の支度が
できなかったの。
これからコンビニに行って、
二人分のお弁当を
買ってきてもらえる?
私の分はパンでは
なくご飯にして
わかった
急いでるの
見ればわかるでしょ?
先にゆずってくれたって
いいのに
遅刻しそうで急いでいます。
さきにコピーを
使わせてもらえますか

「どういう行動をとればいいか」がわかれば、対応できる

急な変更は、その後の見通しも合わせて伝える

アスペルガーの人はスケジュールや手順に強くこだわったり、自分のルールをつねに押し通そうとします。そして急な変更があると混乱しやすく、時としてパニックを起こすこともあります。

これは、想像力が働きにくいために先の予測が立たず、また物事の全体像を俯瞰《ふかん》的に把握できないために起こります。

物事には急な変更やハプニングがつきものです。そして一つの予定に変更が出た場合、「その先はこうなるな」という予測を立てて人は行動します。それができず、ささいなアクシデントで騒ぎ立てたり、相手をきつく非難するようなことを言うアスペルガーの人を相手にしていると、腹が立ったりうんざりすることもあります。

けれどアスペルガーの人はスケジュールやルールが一つ変更になると、その後の流れがどう変わってしまうのか想像がつかず、とても不安になるのです。

ですから何か変更があった場合は、なるべく早い段階でそのことを知らせ、変更後の見通しも合わせて伝えるようにします。ギリギリになって「予定は1時間ずれたからよろしく」などと言うのは強い不安のもととなるので要注意です。

そして、スケジュールや段取りなどは数字や文字にして目で見える形で伝えると、よりわかりやすくなり安心して行動できます。

また、なるべくいつもの手順や、本人のルールを変えないようにスケジュールを組む配慮も大切です。

交通機関の遅れなど、予想がつくハプニングは先に洗い出し、対応方法のマニュアルを作り、あらかじめ知らせておくといいでしょう。

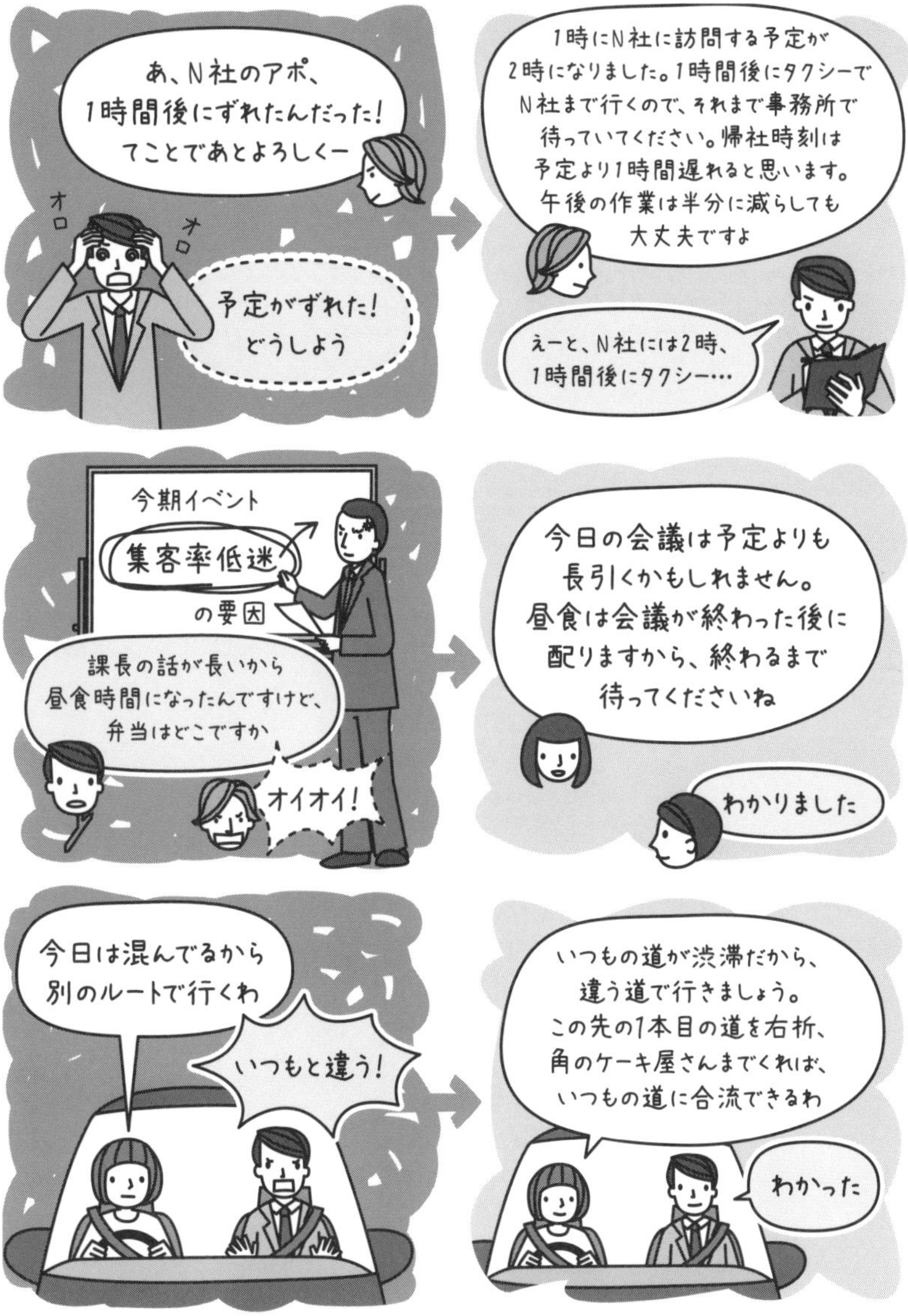
あ、N社のアポ、
1時間後にずれたんだった！
てことであとよろしくー
オロ
オロ
予定がずれた！
どうしよう
1時にN社に訪問する予定が
2時になりました。1時間後にタクシーで
N社まで行くので、それまで事務所で
待っていてください。帰社時刻は
予定より1時間遅れると思います。
午後の作業は半分に減らしても
大丈夫ですよ
えーと、N社には2時、
1時間後にタクシー…
今期イベント
集客率低迷
の要因
課長の話が長いから
昼食時間になったんですけど、
弁当はどこですか
オイオイ！
今日の会議は予定よりも
長引くかもしれません。
昼食は会議が終わった後に
配りますから、終わるまで
待ってくださいね
わかりました
今日は混んでるから
別のルートで行くわ
いつもと違う！
いつもの道が渋滞だから、
違う道で行きましょう。
この先の1本目の道を右折、
角のケーキ屋さんまでくれば、
いつもの道に合流できるわ
わかった

物事の見通しを具体的に伝えよう

感覚が敏感なため、落ち着いた環境が必要

アスペルガーの人が混乱しやすいのは、スケジュールやルールの変更だけではありません。雑音が多くて騒々しい場所や乱雑な場所、いつもと違う状態のスペースなども、混乱の原因となります。感覚が言わば〝むき出し〟の状態で鋭敏なので、ささいなことでも強い刺激となるからです。

視覚が鋭敏な場合、たとえば机の上や部屋の中が乱雑だと、それらをすべて視覚でとらえてしまい何をどうすればいいのかわからなくなってしまいます。

きちんと整理されて無駄なものがなく、何がどこにあるのかわかりやすいスッキリとした空間は、どんな人にとっても使いやすいものです。要はそういう部屋であれば、アスペルガーの人にとっても落ち着ける環境であるということです。

どうしても雑然としやすい職場などは、パーテーションで区切るなどして、よけいなものが目に入らないように視覚的な工夫をするといいでしょう。ただし、本人の知らないうちに部屋の模様替えやものの配置替えをすると、予想外のことで強い不安に襲われ、動転するので気をつけましょう。

聴覚が鋭敏な場合は、雑音が多い場所や急に大きな音が聞こえるなどの聴覚的な刺激で、苦痛を強く感じます。落ち着くことができず、何も頭に入らなくなったり集中できなくなるので、配慮が必要です。

また、嗅覚が敏感すぎると強い芳香剤や特殊なニオイなどが苦手で、長時間耐えることができません。

感覚過敏は、通常なら気にならないことに敏感に反応するため、周囲は理解しにくいものです。個人差も強いので、本人に聞きながら柔軟に対応します。

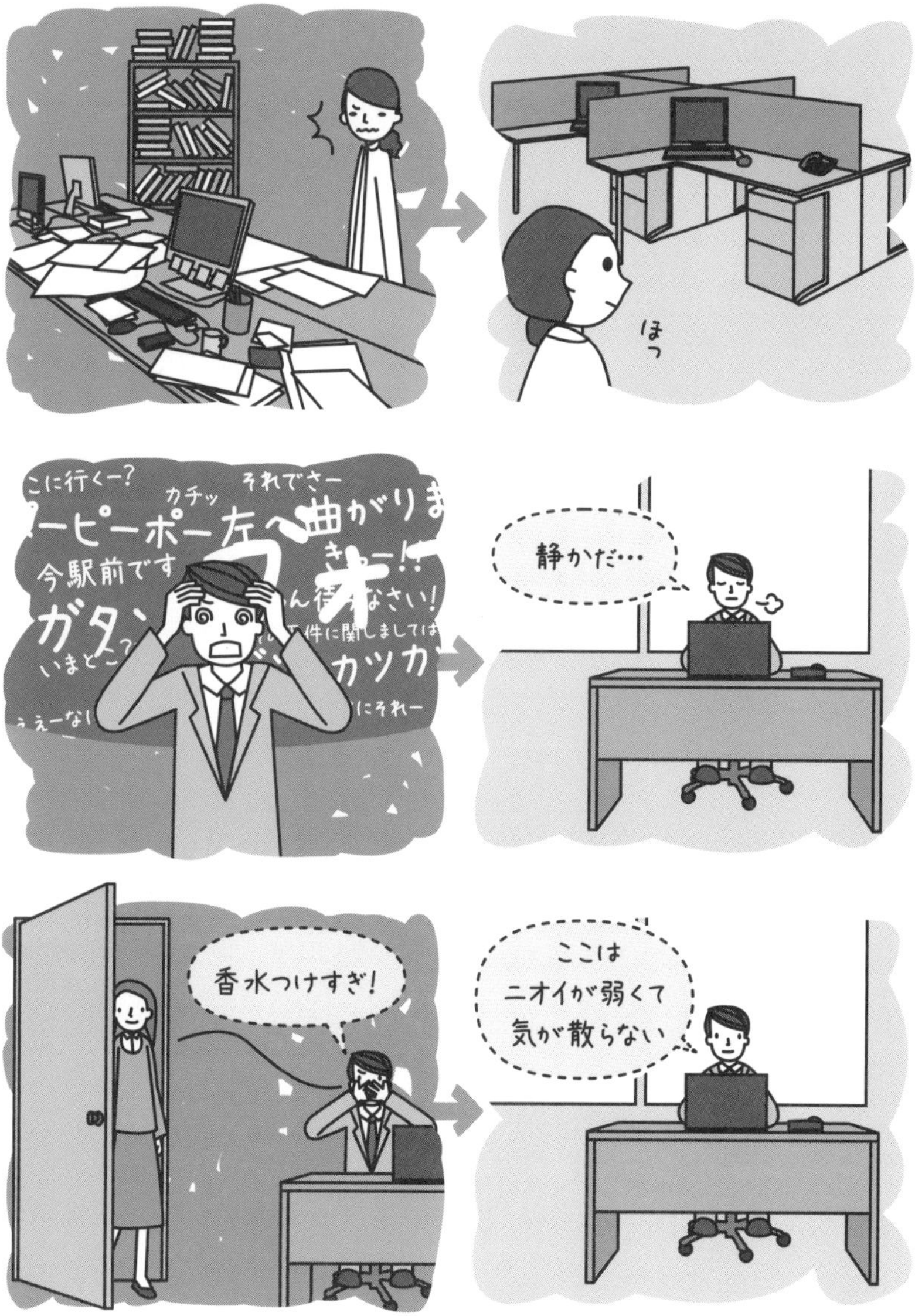
ほっ
カチッ
それでさー
今駅前です
静かだ…
香水つけすぎ!
ここは
ニオイが弱くて
気が散らない

誰にでも快適な空間が一番いい

むやみに接触しないように気をつける

感覚の中でも触覚が鋭敏な人は、人との接触を非常に苦手とすることがあります。それは家族や恋人、友人など、相手がどんなに親しく心が許せる相手でも変わりません。「触られること」自体が辛いのです。

たとえば「服にホコリがついてるよ」と親切にとってあげただけなのに、拒否反応を示す場合もあります。また、自分の子供に顔や手を触られるのが耐えられないという人もいます。

友人や同僚が「おはよう！」などとポンと肩を叩いたり、気安く肩を組んだりすることに抵抗を持つ人もいます。また、握手をすることが困難な場合もあります。

親しみをこめたつもりなのに、強い拒否反応を示されると傷つくものです。とくに家族などの親しい関係では、ふとした拍子に腕をとるなど体に触る機会が多くなります。「ともに生きていこう」と思っている相手に接触を拒まれると、辛い気分になることもあるでしょう。けれど、だからといって、本人は触ってきた相手を嫌っているわけではありません。その点を誤解せず、愛情と特性をしっかり切り分けて考えることが大切です。当事者を怒ったりせず、なるべくむやみに触らないよう、気をつけましょう。

接触が苦手な場合、異性との恋愛関係を築いていくのがなかなか難しいこともあります。「互いに好意を感じたなら、肉体的な接触は自然なこと」と考えて接すると、相手をおびえさせたり、パニックを引き起こすきっかけになることもあります。

難しいことではありますが、好きだという気持ちと、触れ合う行為が結びつかないこともあると、理解する姿勢が必要です。

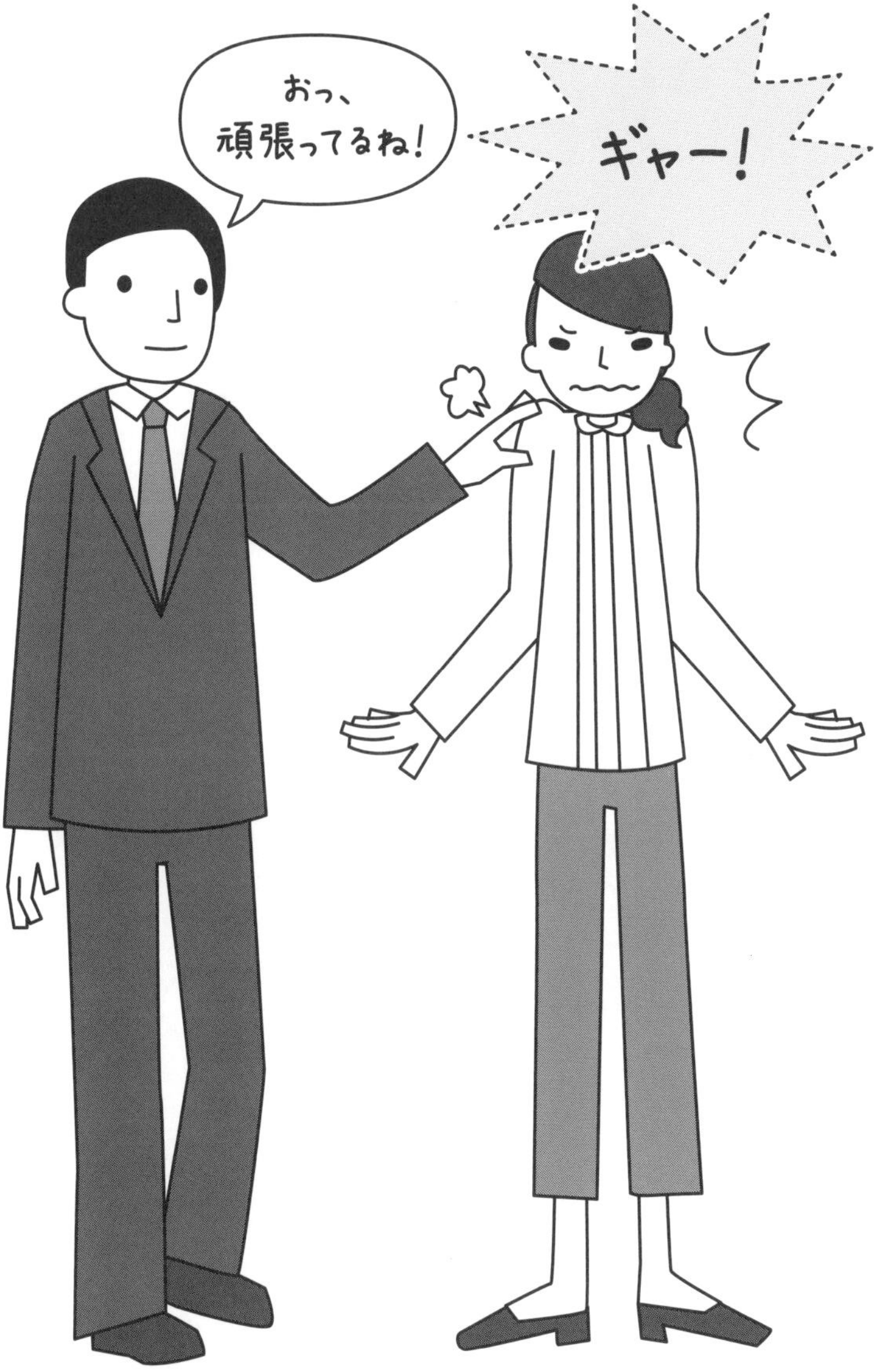

「触られること」自体が辛い場合も

会話のための具体的なルールを作る

相手の気持ちがよくわからず、言葉も表面的にとらえがちなアスペルガー症候群の人にとって、他者との会話は大きな落とし穴だらけのものです。本人はまったくそのつもりはないのに、相手が急に怒り出してしまったり、「傷ついた」と責められたりする経験をくり返している人は多く、人づきあいにすっかり臆病になっている人もたくさんいます。

相手への配慮という、抽象的な好意は難解で、「何が〝失礼な言い方〟なのか、具体的に教えてほしい」というのが本人の本音なのです。ですから、言葉にしてはいけないことを細かくルール化していくと失敗が少なくなります。たとえば相手の容貌に関することは口にしてはいけない、相手の失敗やミスを何度も指摘してはいけないなど、なるべく具体的なルールを決めていくといいでしょう。ルール作りの際には、家族などサポートする立場の人の支援が不可欠です。

また、言葉を表面どおりに受け取りやすいという特性を、周囲はよく理解しておく必要があります。比喩や遠回しな言い方はやめ、伝えたいことをストレートに伝えましょう。特に日本人は「物事をそのままズバリと伝えるのははしたない」と考える傾向がありますが、そうした気遣いはかえって混乱のもととなります。

また話の前置きが長いと、肝心の本題がつかめなくなってしまいます。必要な情報をなるべく端的な言い方でスッキリと伝える。つまり、一番近道で正しい伝達の仕方を選べばいいということです。

よけいな飾りのないシンプルな言葉がベストです。

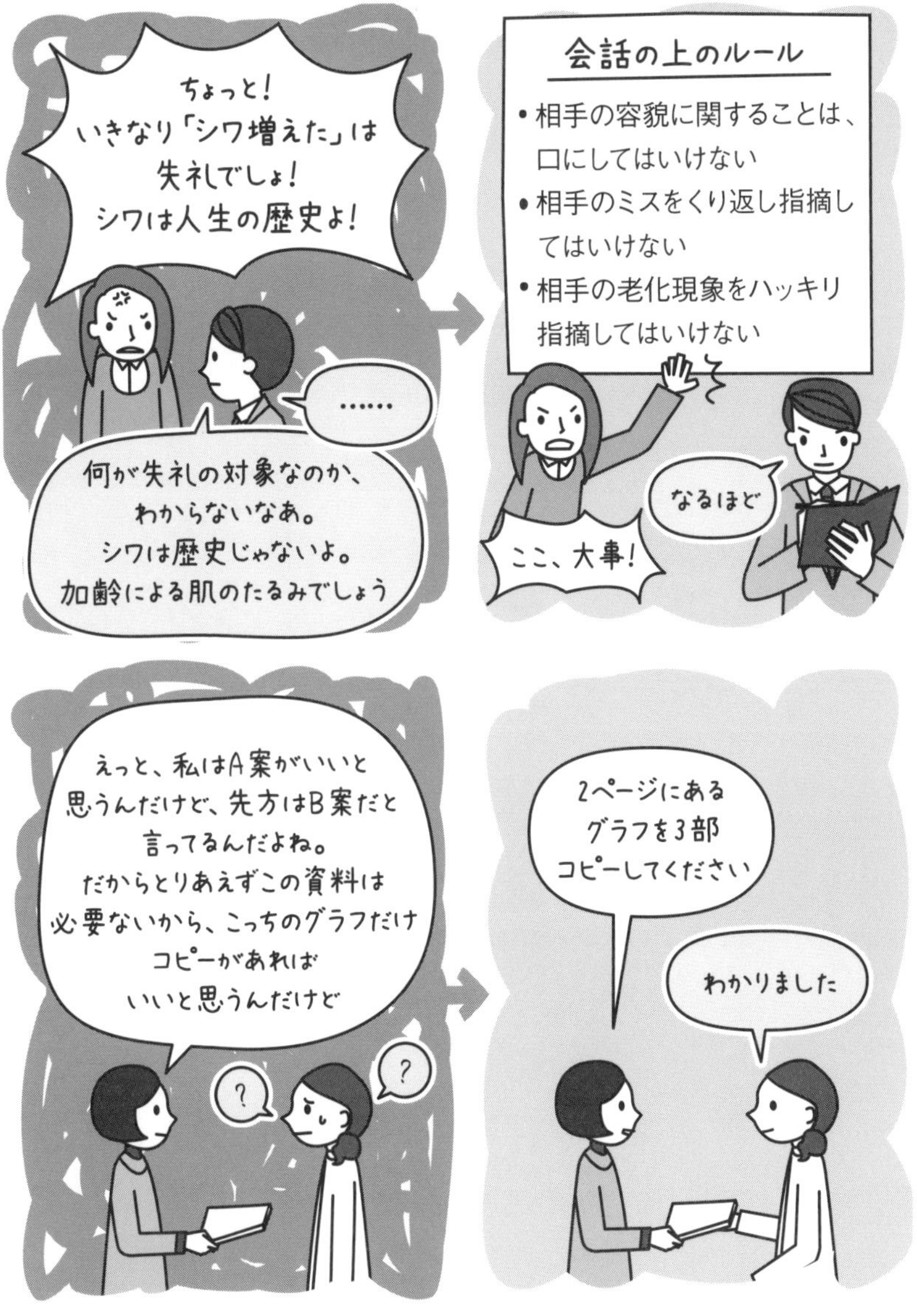
ちょっと！
いきなり「シワ増えた」は
失礼でしょ！
シワは人生の歴史よ！
……
何が失礼の対象なのか、
わからないなあ。
シワは歴史じゃないよ。
加齢による肌のたるみでしょう
会話の上のルール
・相手の容貌に関することは、口にしてはいけない
・相手のミスをくり返し指摘してはいけない
・相手の老化現象をハッキリ指摘してはいけない
ここ、大事！
なるほど
えっと、私はA案がいいと
思うんだけど、先方はB案だと
言ってるんだよね。
だからとりあえずこの資料は
必要ないから、こっちのグラフだけ
コピーがあれば
いいと思うんだけど
？
？
2ページにある
グラフを3部
コピーしてください
わかりました

会話はルールとわかりやすさで交通整理を

自分の感情をセルフコントロールする

アスペルガー症候群の人は、相手のささいな言葉を極端に自己解釈して、攻撃的になったり自分を追い込んだりする傾向があります。そして強い被害者意識を抱きがちです。それが周囲との摩擦を起こしたり、よりつき合いにくい人になってしまう原因にもなっています。

こうした摩擦となりやすい特徴への対応は、周囲の理解もさることながら当事者自身がセルフコントロールできることが重要です。自分の特徴が、周囲の人との関係にどう影響するのか本人が気づき、解決する方法を身につけていくのです。

そして、たとえば自分が責められているような気がして追いつめられても、いきなり極端な行動に走らないように、冷静になるよう、心がけていきましょう。

当事者が自分で解決できるスキルを身につけるには、周囲の人が、まずは本人にそのような特徴があると理解させること、そして、回りのギャップとの仲介役をしてあげることが必要です。

周囲の人の客観的な視点で、「それはあなたの思い込みじゃないかな」「相手はそういうつもりではなかったと思うよ」など説明をしてあげるのです。

信頼のおける人からのこうしたサポートがあれば、当事者は周囲と自分の間の〝感じ方のギャップ〟を埋めることができ、対応力をつけていくことができます。

子供のうちは、なかなか身につけることが難しいこうしたセルフコントロールも、成人した人なら可能です。もともと能力の高い人が多いため、うまくコントロールできるようになる確率も高いでしょう。

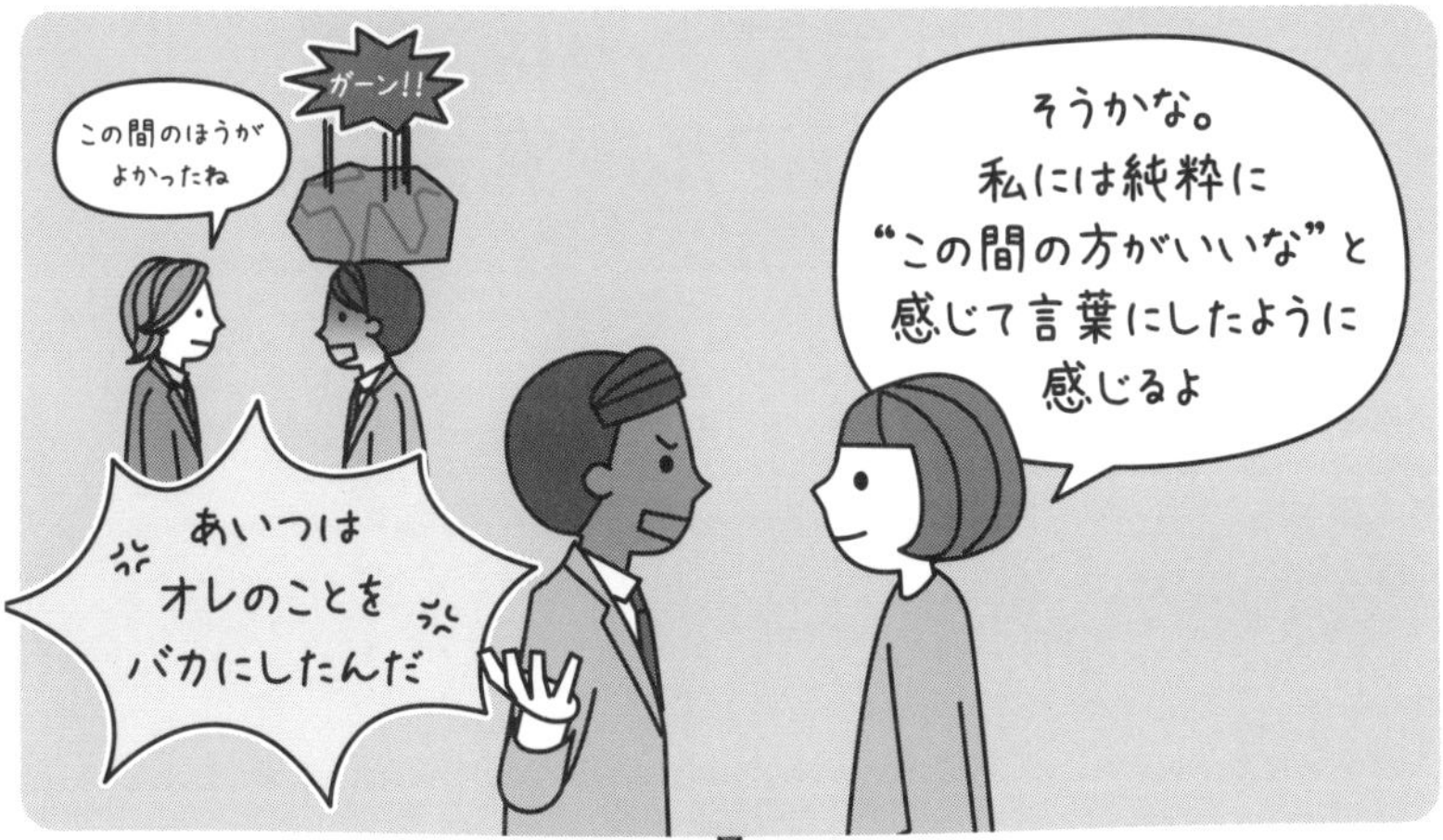
この間のほうがよかったね
ガーン!!
あいつはオレのことをバカにしたんだ
そうかな。私には純粋に“この間の方がいいな”と感じて言葉にしたように感じるよ

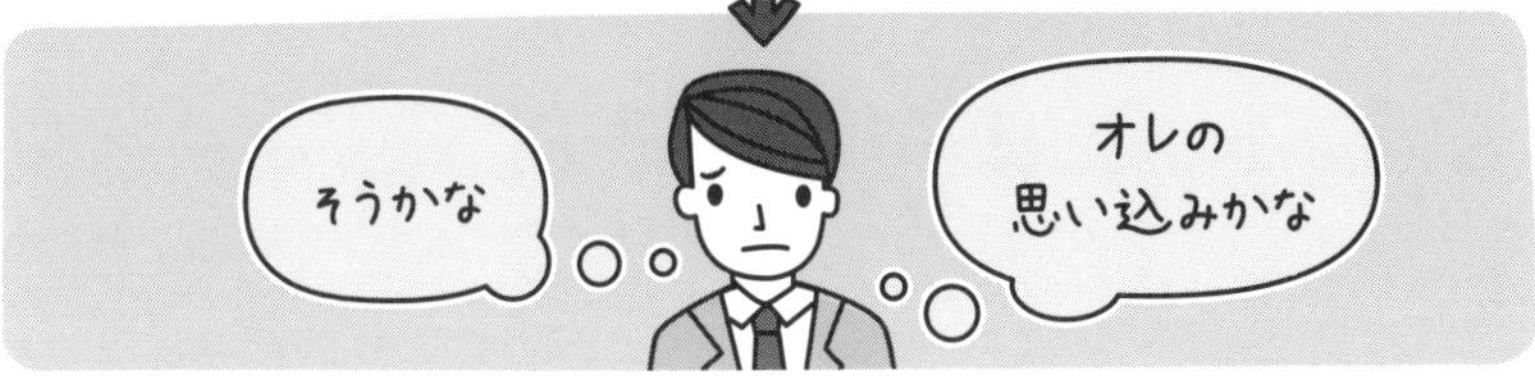
そうかな
オレの思い込みかな

自分の感情をコントロールするハウツウ

- いきなり怒りを吐き出さずに、ひと呼吸おく。
- カッとなったら、ゆっかり数を数えて落ち着いて考える。
- 手を上げずに言葉で返すようにする。
- 日記をつけて、怒りやショックを感じた相手の言動と自分の気持ちを整理する。

周囲の人が「気づきとセルフコントロール」を支援する

社会マナーは具体的なマニュアルで覚えてもらう

アスペルガー症候群の人は社会性の欠如から、「TPOに欠けている」と思われる行動をとりがちです。人の目を意識するという感覚が希薄なため、その場にふさわしくない服装をしたり、身だしなみに無頓着なところがあります。

また、あいさつや返事など、基本的な社会マナーができていなかったり、普通なら遠慮したり躊躇《ちゅうちょ》する行動を平気でとったりすることも少なくありません。言葉遣いが適切でないこともあります。

けれど、周囲の人がその行為を直すために「大人なのにおかしい」「もっとちゃんとしなさい」などとたしなめても、当人には伝わりません。「何がどうおかしいのか」「〝ちゃんと〟とは具体的にどういうことか」がわからないと、行動できないからです。

社会的なマナーやTPOは、支援者と一つ一つ細かいルールを作っていくことが必要です。たとえば社会では見た目で人を判断するから、そのルールに従った服装をする、あいさつは必ずきちんとするなど、実際にすべきことを覚えてもらうようにします。

それもうわべだけではなく、たとえば「職場に行く時は必ずこのスーツとネクタイ」「髪型は毎日このように整える」「ヒゲは毎朝必ず剃る」とか、「朝10時までは〝おはようございます〟、10時から5時までは〝こんにちは〟とあいさつをする」など、具体的に決めてマニュアルを作ります。

また、言葉遣いについては、相手の立場によって使い分けることができないという特性もあります。敬語を使うべき相手や状況、フランクな話し方でもかまわないのはどんな時かなど、具体的な人物や状況を挙げながら覚えていくといいでしょう。

あいさつ

- 朝10時までは〝おはようございます〟
- 10時から5時までは〝こんにちは〟
- 5時以降は〝こんばんは〟

と必ずあいさつをする。

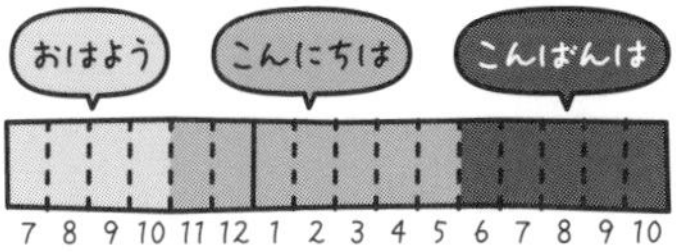

身だしなみ

- 職場に行く時は必ずスーツとネクタイを着る。
- 冠婚葬祭には、それぞれ決まった服装を用意。
- 髪型は毎朝整える。美容院には月1回行く。
- ヒゲは毎朝剃る。

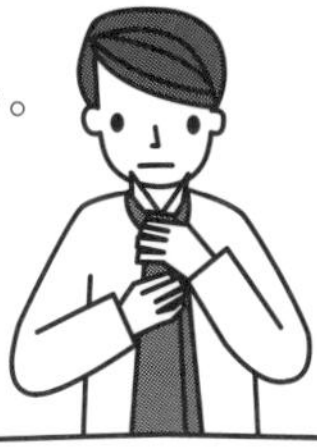

言葉遣い

- 先輩、上司、年長者には必ず敬語を使う。
- お客様にはとくに丁寧な言葉で接する。
- フランクな言葉遣いで話しかけてくる同僚やプライベートなつき合いの友人には、同じようにフランクに話す。

遅刻や欠勤

- 交通機関が遅れた場合は、すぐに電話でそのことを上司に伝える。上司がいない場合は同僚に伝える。
- 欠勤する場合は上司に電話をして「申し訳ありません」と言ってから、欠勤することとその理由を伝える。
- 欠勤の連絡は、始業時間に合わせて、できるだけ自分で行う。

さまざまな社会マナーを、マニュアル化して行動に結びつける

不自然な態度に過剰な反応をしない

人は誰にでも「パーソナルスペース」と呼ばれる空間距離があります。たとえば恋人には許せる密接な距離に、職場の上司や同僚が入ってくると強い違和感を感じますが、これは相手との関係と空間距離がちぐはぐなために起こっていることです。

アスペルガーの人は、言葉遣いだけでなく、このパーソナルスペースも相手に合わせた選択ができないことがあります。そのため、心理的に距離のある相手と話す時でも無防備に近づきすぎて、相手を動揺させたり不快にさせることがあります。

また、対面する相手と少しも目を合わさなかったり、反対にじっと凝視しすぎることがあり、相手に不審な印象を与えることがあります。

恋人や家族でもないのに肩が触れそうな距離まで近づかれたり、ジロジロ見つめられると周りの人はとまどいます。けれどそうした特性を理解し、必要以上に敬遠したり、傷つけるような言葉かけや反応をしないように注意しましょう。

これらの不自然な行動は、具体的なルール作りで乗り越えていくことができます。「職場の人と会話する時は、70センチ以上近寄らない」「とくに女性と話す時には近づきすぎない」「最初に話しかける時に一度目を合わせる」「人の顔をじっと見続けないようにする」など、実際のシチュエーションを取り上げながら身近な支援者が具体的にレクチャーし、本人が覚えていくといいでしょう。

ただ、こうした態度はルールやマニュアルだけではなかなか自然に身につきません。少しずつ経験を積んでいくことが重要です。

会話をする時のマナー

- 職場の人と会話する時は、70センチ以上近寄らない。
- とくに女性と話す時には近づきすぎない。
- 最初に話しかける時に一度目を合わせる。
- 話しながらじっと見続けないようにする。
- 相手が話をしている時はさえぎらずに最後まで聞く。
- 話の内容がわからなくなったら、相手が話し終わるのを待って、もう一度聞き直す。

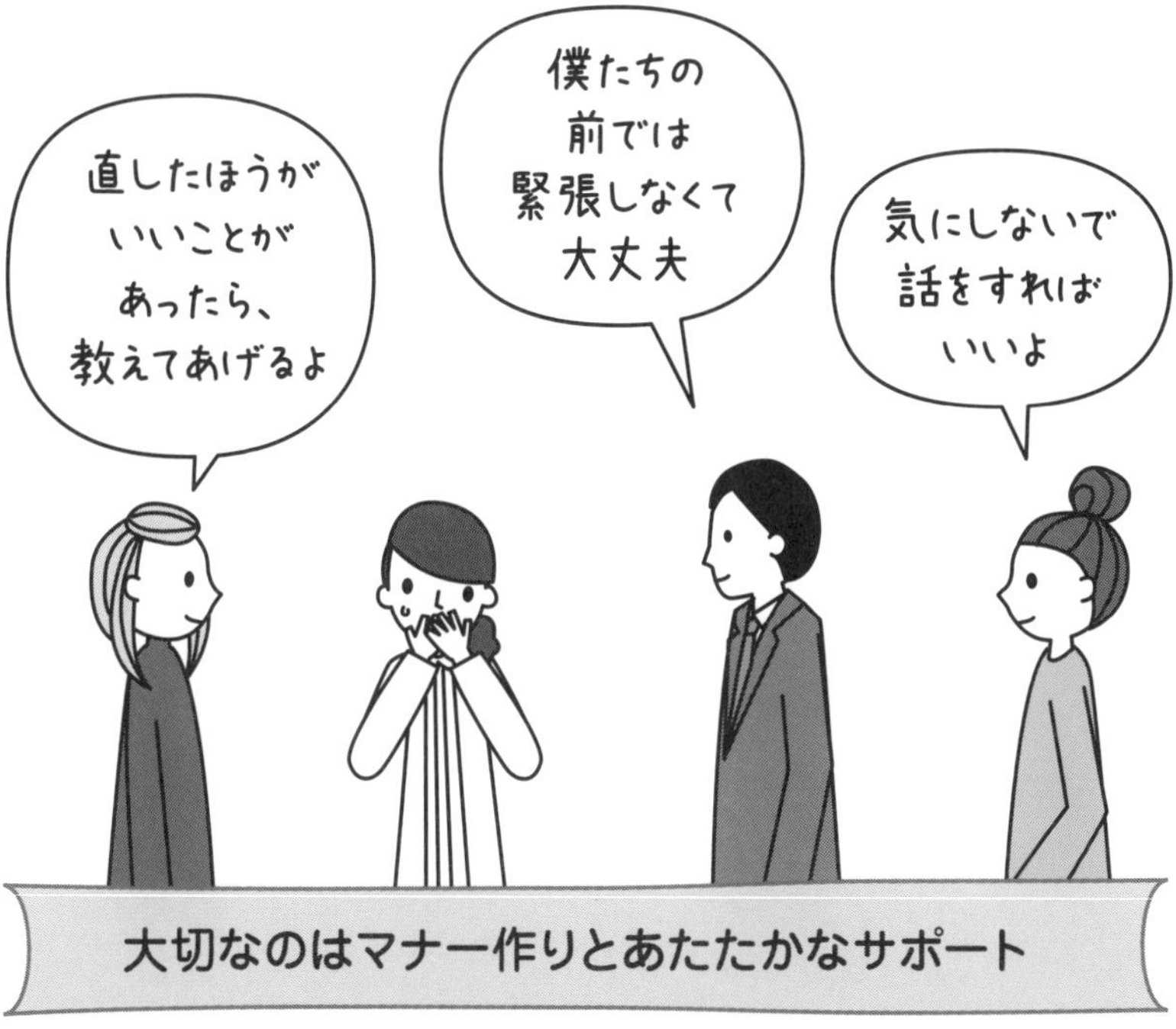
直したほうがいいことがあったら、教えてあげるよ
僕たちの前では緊張しなくて大丈夫
気にしないで話をすればいいよ
大切なのはマナー作りとあたたかなサポート

怒ったり否定的な言い方をすると混乱する

アスペルガー症候群の人と接していると、非常識だと思われる行動や無遠慮な言葉に怒りを感じることも少なくありません。時には感情的に怒鳴ったり叱ったり、否定的な言葉を投げかけたくなることもあるでしょう。

けれど、アスペルガーの人は大声を聞くと不安や恐怖を強く感じることがあります。怒鳴りつけたところで本人は怯《おび》えて混乱が強くなるだけで、その言動がおさまることはありません。

とくに聴力の敏感なアスペルガーの人には、怒鳴らなくても大声を出すだけで、強い恐怖感をもたらします。いつも大声で話す上司がいる職場で怯えきってしまい通勤できなくなったり、パニックを起こしてしまった例もあります。

また、叱責や否定的な言葉に過敏に反応する人もいます。「〜しなさい」「〜じゃダメだろう」「〜するな」などの命令口調は怒られていると受け取りがちです。「違います」「そうじゃないだろう」などの否定的な言葉も同様で、混乱することがあります。

こういう場合は、左図のような言い方に変えて伝えるようにすると、むやみに不安を感じさせるのを防げます。こうした言い換えは、アスペルガーの人に限らず、誰もが相手の言葉を素直に受け入れられるようになる話し方の工夫でもあります。

たとえ冗談や親しい気持ちを込めてのぞんざいな物言いも、アスペルガーの人にとっては耐え難い場合があります。これまで、思いも寄らないことで怒られ続けてきた経験のある人は、なおさらそうした気持ちが強く、かたくなに反論したり意地になってしまうこともあるので注意しましょう。

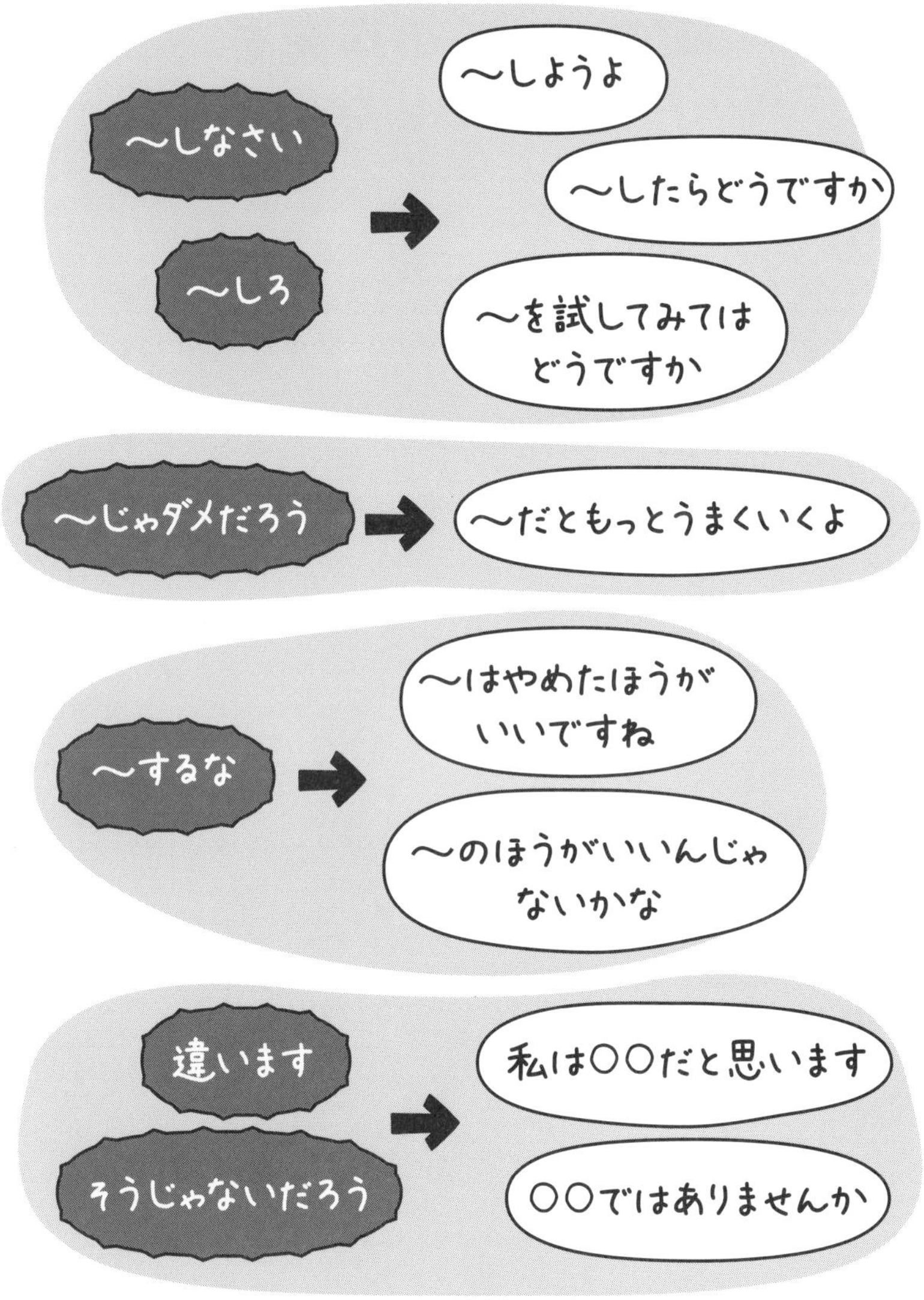

〜しなさい
〜しろ
〜しようよ
〜したらどうですか
〜を試してみてはどうですか
〜じゃダメだろう
〜だともっとうまくいくよ
〜するな
〜はやめたほうがいいですね
〜のほうがいいんじゃないかな
違います
そうじゃないだろう
私は○○だと思います
○○ではありませんか

否定的な言い方は、
受け入れられやすい言い方に変えて伝える

ミスマッチの作業を無理強いしない

アスペルガー症候群の人は特定の分野の能力が高く、さまざまな方面で自分の適性を生かして活躍している人がたくさんいます。その一方で、仕事にミスが多く、失敗続きで最後までやりきれない人もいます。

後者の、ミスを連発する人によくあるのは、仕事が適性に合ったものでないということです。

たとえば、「慣れないうちは誰にでもできる単純作業をしなさい」と、手先が不器用なのに、細かい仕分けが必要な書類整理などを指示されると、もっとも苦手なことをし続けなければならなくなります。

「電話番ぐらいできるでしょう」と電話応対の担当にされると、相手とのやりとりがちぐはぐになったりして、まったく役に立たないこともあります。

このような仕事のミスマッチが起こると、出来が悪いだけでなく本人にとっては非常に強いストレスがかかります。

こういう時、周囲の人は、「新人だから」「誰もがやるべき作業だから」などと考えず、不向きな作業からはずれてもらうようにします。

「何事も経験だ」といった無理強いは、アスペルガーの人には苦痛以外の何物でもありません。どんなに頑張ってもその作業が得意になることは難しく、職場にとっても利益のあることではありません。

さらに、上司によってはパワハラまがいの叱責をする人もいますが、こうした行為は本人を傷つけ、退職に追い込むことになりかねません。

上司は本人とよく話し合い、得意な業務、苦手な業務を把握して、適切な仕事を指示する配慮が必要です。

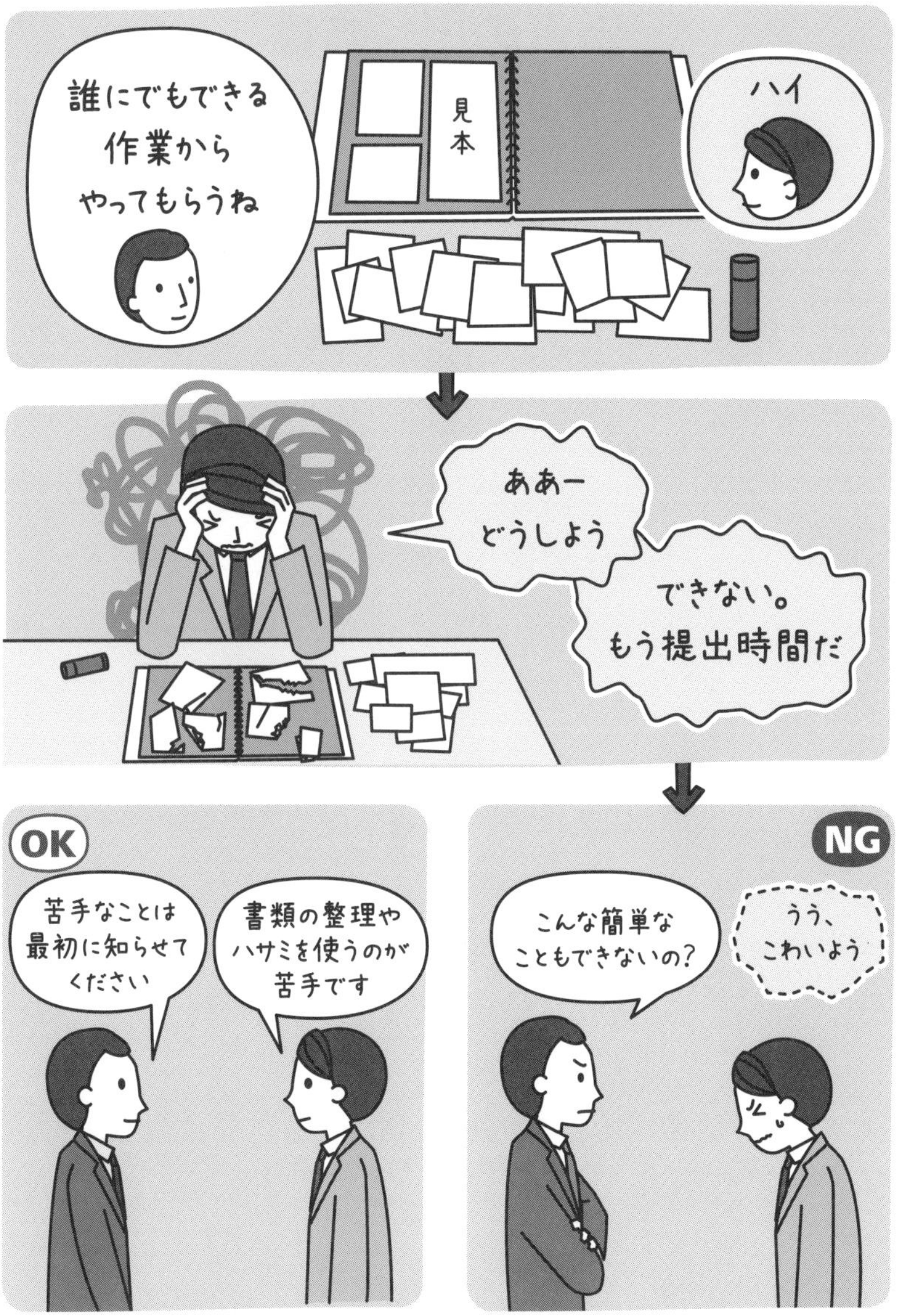
誰にでもできる
作業から
やってもらうね
見本
ハイ
ああー
どうしよう
できない。
もう提出時間だ
OK
苦手なことは
最初に知らせて
ください
書類の整理や
ハサミを使うのが
苦手です
NG
こんな簡単な
こともできないの？
うう、
こわいよう

得意な業務を適切な指示で伝える

指示の出し方は具体的かつ簡潔に

アスペルガー症候群の人が部下や後輩にいると、指示の出し方で困ることがたびたびあります。何度注意しても同じミスをくり返す、マイペースでチームワークを乱す、言われたことしかやらないなど、部下の行動に頭を抱える経験をした人も多いかもしれません。

アスペルガーの人に指示や指導をする場合、その特性に合わせて伝え方を工夫する必要があります。たとえば耳からの情報より視覚的な情報のほうが理解しやすい傾向があるので、指示の内容は口頭ではなくメモ書きにする、などといったものです。そのメモも、文章をズラズラと並べるのではなく、作業手順やスケジュールがひと目でわかるような図にするなど工夫をすると、より伝わりやすくなります。

指示内容は具体的かつ簡潔にし、よけいな内容は極力省きます。また、一度に二つ以上の指示を出すと、何から行えばいいかわからなくなります。「この資料を整理してからこちらの文書を作成して」など、一度に伝えるのはやめ、一つずつ指示しましょう。作業内容は「全体像が想像しにくい」という弱点をサポートするために、できるだけ見通しや予定とともに伝えます。

失敗をした時は、それを叱責するのではなく、正しいやり方を伝えるようにします。80ページで挙げたように言葉遣いに留意しながら、本人が不安にならないよう、根気よく接していきます。

接し方に工夫が必要ですが、適性に合った仕事とマッチングすれば、とても熱心に取り組み、優れた戦力になります。本人の能力を引き出せるかどうかは、職場の姿勢によって大きく左右されるのです。

指示の出し方の留意点

耳からの情報より視覚的な情報のほうが理解しすいので、指示の内容は口頭ではなくメモ書きなどにする。

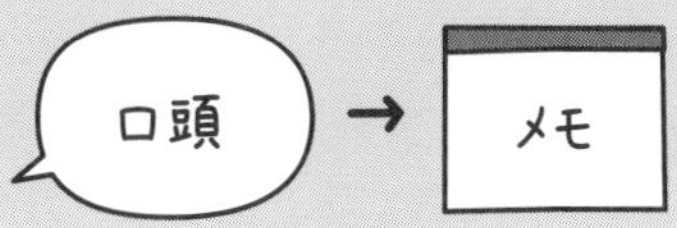
口頭
→
メモ

メモは、文章をズラズラと並べるのではなく、作業手順やスケジュールがひと目でわかるような図にする。

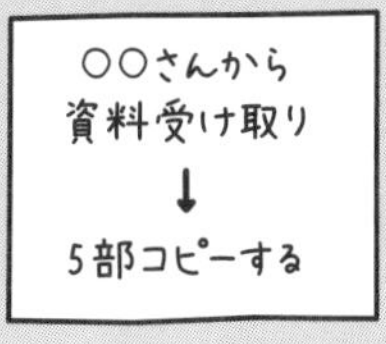
○○さんから
資料受け取り
↓
5部コピーする

指示を出す時は簡潔に、よけいな内容はなるべく省いた言葉にする。

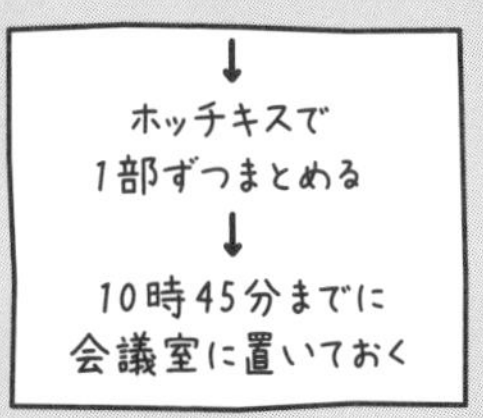
↓
ホッチキスで
1部ずつまとめる
↓
10時45分までに
会議室に置いておく

一度に二つ以上の指示を出すと混乱のもとに。一度に一つずつにする。

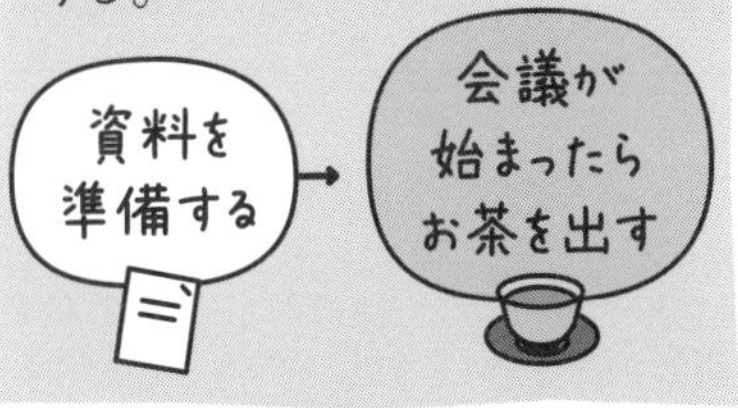
資料を
準備する
→
会議が
始まったら
お茶を出す

作業内容はできるだけ見通しや予定とともに伝える。

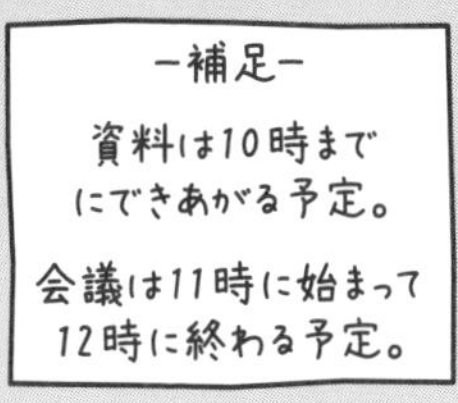
ー補足ー
資料は10時まで
にできあがる予定。
会議は11時に始まって
12時に終わる予定。

失敗をした時は叱責するのではなく、正しいやり方を伝える。

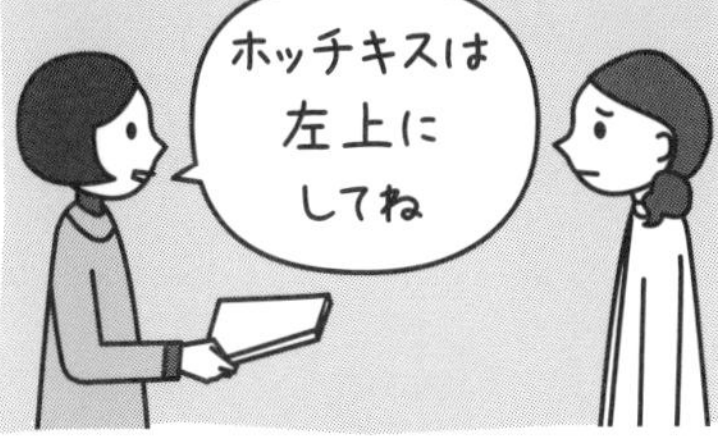
ホッチキスは
左上に
してね

接し方次第で、優れた戦力になる

心なく思える言動に振り回されない

「誘いの声をかけたのに、あっさり拒絶された」

「話しかけても無視され、自分の話ばかり」

アスペルガー症候群の人の周囲には、こんな気持ちを味わったことがある人が少なくないと思います。

家族など非常に近しい場合ならとくに、「思いやりが感じられない」「気持ちが通じ合っている気がしない」などの思いを抱くことも多いでしょう。

アスペルガー症候群の人にとって、世界の中心は自分自身です。くり返しになりますが、これは性格的に自己中心的なわけではなく、生まれ持った特性です。そのため、自分に興味がないことに誘われても関心を示しません。しかも相手に本心を取り繕う必要を感じていないために「つまらないからやらない」とハッキリ断ります。

同様に自分以外の人への関心が薄いため、家族への情も薄く感じられる言動をとる傾向があります。

けれど、アスペルガーの人が平気で人をないがしろにしたり、傷つけようとしているわけではありません。むしろ本人も、家族をいつも怒らせてしまうことや、友人や仲間がなかなかできないこと、職場や仕事になじむことができないことなどを真剣に思い悩んでいます。

周囲の人々は、こうした特性が理解できれば、心なく思える言動にあまり傷つかずにすむようになります。「ひどいことを言われた」ととらわれ過ぎると、本人との関係によけいにあつれきが生じ、また問題の本質を見誤るおそれもあります。当事者を支援するには、思いやりが必要です。感情的になってそれを失わないようにしましょう。

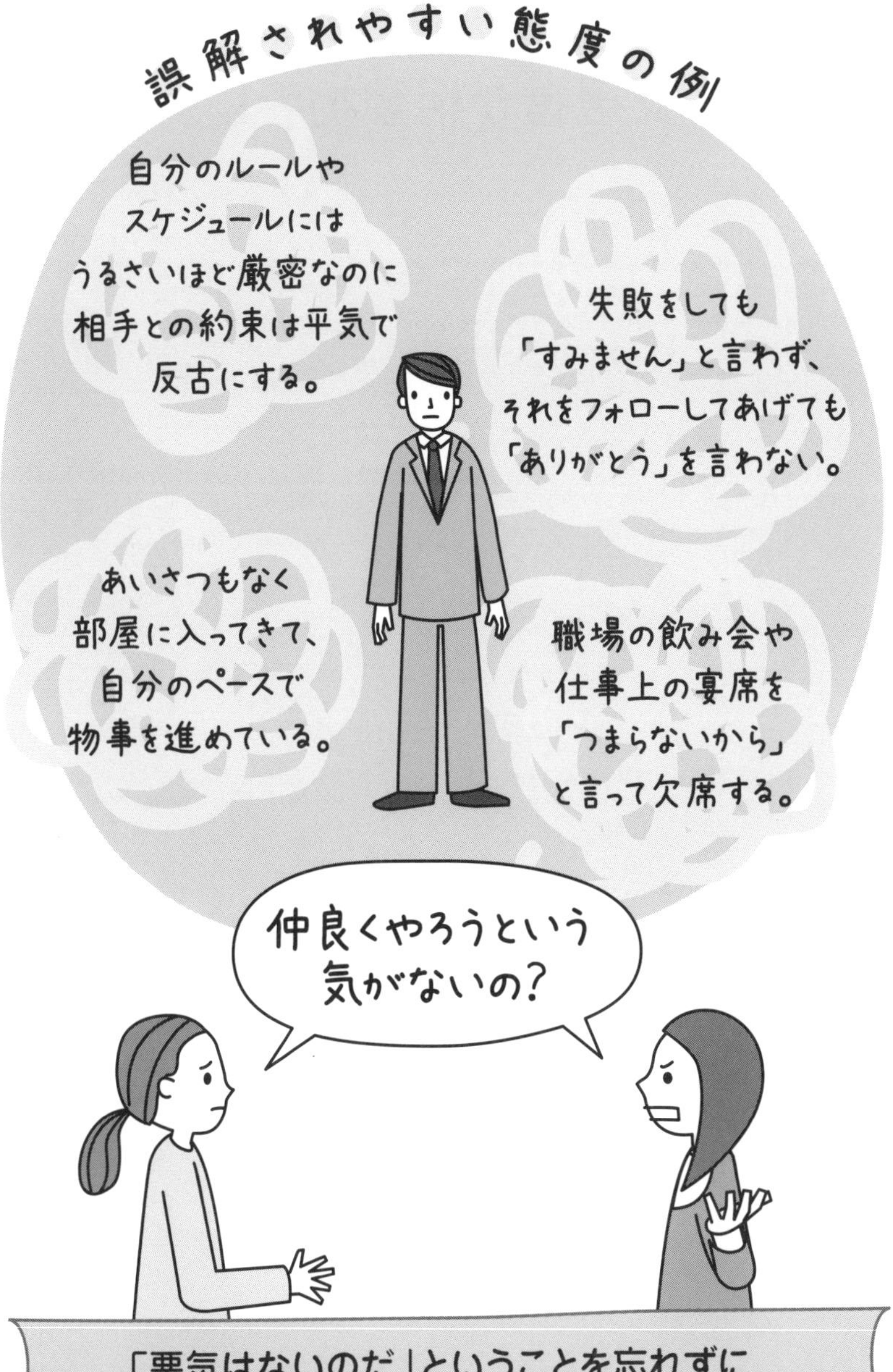
誤解されやすい態度の例
自分のルールやスケジュールにはうるさいほど厳密なのに相手との約束は平気で反古にする。

失敗をしても「すみません」と言わず、それをフォローしてあげても「ありがとう」を言わない。

あいさつもなく部屋に入ってきて、自分のペースで物事を進めている。

職場の飲み会や仕事上の宴席を「つまらないから」と言って欠席する。

仲良くやろうという気がないの？

「悪気はないのだ」ということを忘れずに

恋愛は、家族以外の支援者が相談相手に

人づき合いでさまざまな失敗をくり返してきたアスペルガー症候群の人にとって、恋愛関係はとてもハードルが高いものです。異性との交流を避けている人も多く、親しくなる機会もあまりありません。

けれど、恋愛がなかなか思うようにいかないのは、アスペルガーの人に限ったことではありません。思い通りにならない関係に心悩ませることは誰にでもある経験です。周囲の支援者は、失敗を重ねるのは誰にでもあることだと伝えながら、見守ってあげるといいでしょう。

失敗しがちな例としては、好意を持つ相手ができたとしても、好きだという気持ちをどう表現したらいいかわからず、相手の気持ちを無視したような唐突なアプローチをするなどです。相手はとまどい、敬遠されることもあります。

けれどそういう時でも本人は、「相手が話してくれなくなった、嫌われた」とショックを受けますが、その解決策がわからず困惑します。

人間関係全般にも言えることですが、とくに恋愛においては、当事者が信頼して相談でき、適切なアドバイスやフォローをしてもらえる支援者の存在がとても重要です。性的な悩みも含まれる恋愛相談は、家族以外の、できれば身近な存在で打ち明けられる人がいるとベストです。

またアスペルガーの人はしばしば、小説やマンガ、ドラマや映画などに出てくる恋愛話を、マニュアルとしてそのまま真似ることがあります。けれどそうした架空の世界の情報は、非現実で不適切なことも多分に含まれます。相手に不快な思いをさせて問題となることもあるので注意が必要です。

異性とのつき合いについての留意点

自分の気持ちを一方的に押しつけない。

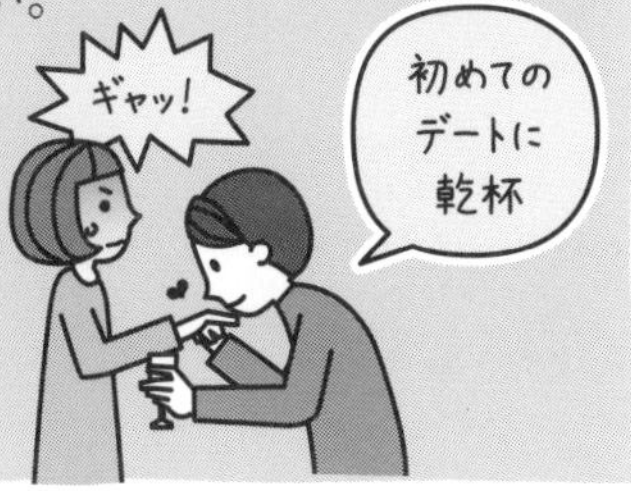
ギャッ!
初めてのデートに乾杯

自分のしたいことや行きたい場所ばかりを優先しない。

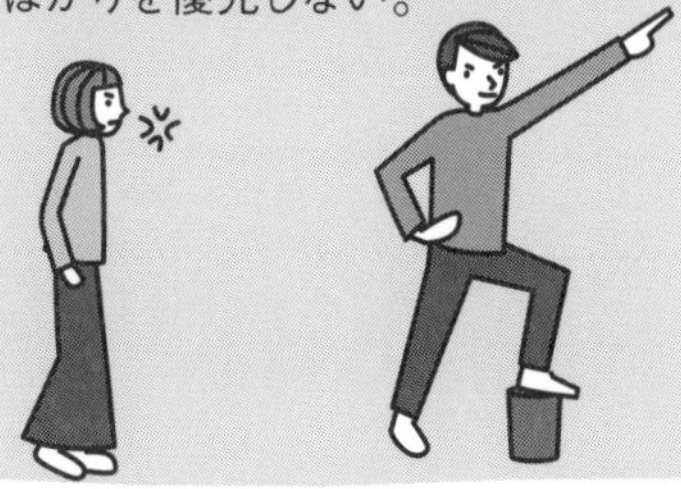

後をつけたり、じっと見続けたり、急に自宅を訪ねたりしない。

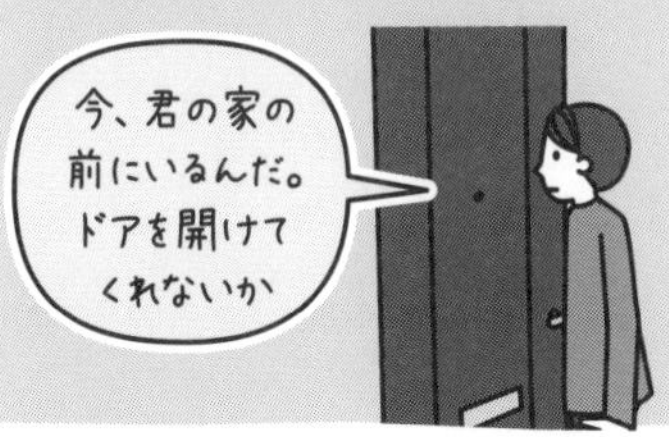
今、君の家の前にいるんだ。ドアを開けてくれないか

性的な話を公衆の面前でしてはいけない。

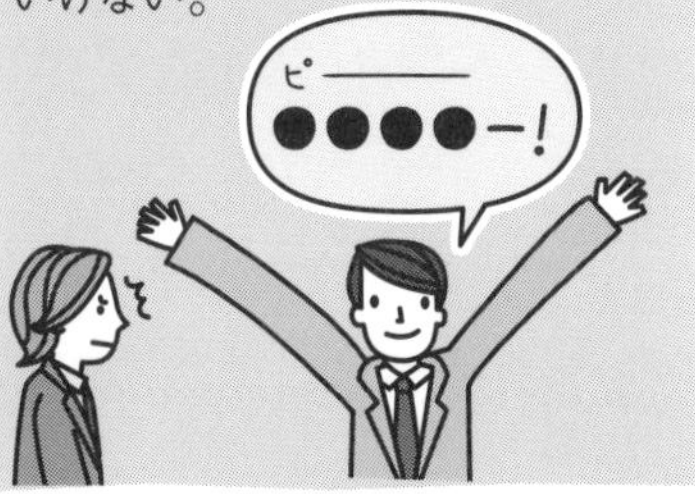
ピ――――●●●●ー!

小説やドラマなどフィクションの恋愛の知識は、現実に使えないことがある。

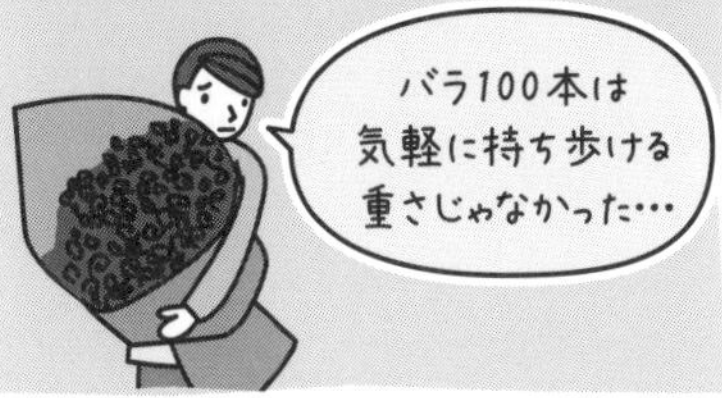
バラ100本は気軽に持ち歩ける重さじゃなかった…

相手が親切な態度だからといって、それを好意と勘違いしないようにする。

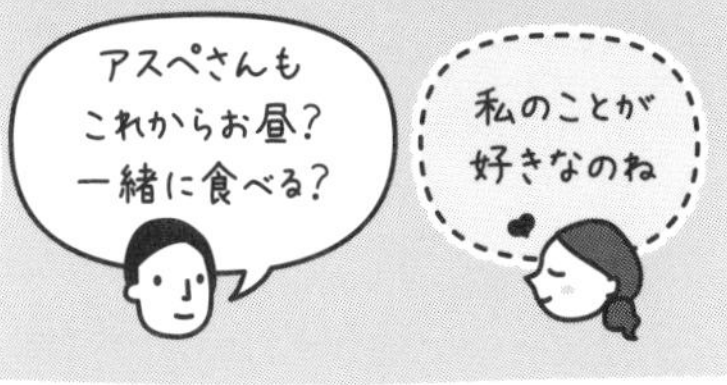
アスペさんもこれからお昼?一緒に食べる?
私のことが好きなのね

身近な人の現実的なアドバイスがとても大切

4章

欠点は長所とウラオモテの関係

短所は優れた長所として生かすことができる

どんな人にも長所があり、欠点があります。そして両者は表裏一体であることも多く、みな自分の個性をよりよい方向に生かそうと努力します。

けれど、アスペルガー症候群の人は、自分の欠点ばかりに気をとられ、それを長所として生かすことがなかなかできません。個性がほかの人よりも強いこともありますが、たいていの場合、周囲の人に何度も怒られたり、衝突をくり返すうちに、すっかり自信をなくしてしまうのです。

アスペルガーの人には頭がよく優秀な人が多いのですが、そうした人ほど、うまくできないことに苦痛を感じ、それを克服しようとして自分を追いつめてしまいます。そして精神的に疲弊したあげく、さまざまな二次障害（5章参照）を発症したり、自分の中に引きこもってしまいます。

けれど、アスペルガーの人々の個性は、長所として生かすことができると非常に高い能力を発揮します。たぐいまれな集中力や感性など、他の人にはないものをたくさん持っているからです。

歴史上にも「アスペルガー症候群ではないか」と言われている偉人は数多くいます。たとえば相対性理論の父アインシュタインや、万有引力を発見したニュートン、天才的画家のゴッホやミケランジェロなど、数え上げたら枚挙にいとまがありません。

つまり、アスペルガーの人の個性は、その表現の振り幅が大きいのです。目立つ短所は、群を抜いた長所にすることができます。

まずは本人が自分の能力に自信を持ち、その長所を生かしていけるよう、周囲の支援が必要です。次ページより具体的に説明していきましょう。

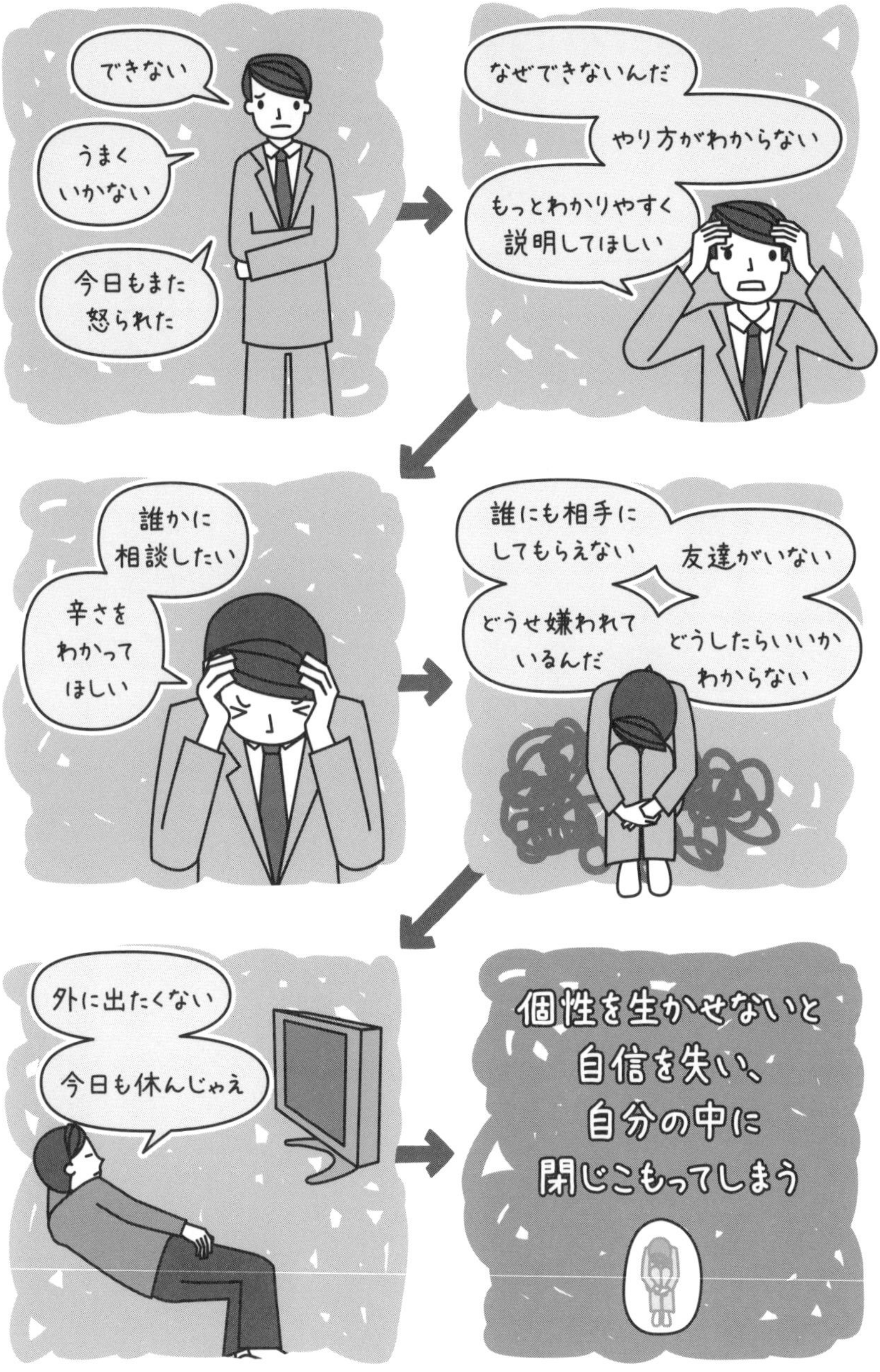
できない
うまく いかない
今日もまた 怒られた
なぜできないんだ
やり方がわからない
もっとわかりやすく 説明してほしい
誰かに 相談したい
辛さを わかって ほしい
誰にも相手に してもらえない
友達がいない
どうせ嫌われて いるんだ
どうしたらいいか わからない
外に出たくない
今日も休んじゃえ
個性を生かせないと 自信を失い、 自分の中に 閉じこもってしまう

不向きな仕事はこういうもの

他人とどうやって関わればいいのかわからないアスペルガー症候群の人にとって、仕事選びは非常に重要な人生の選択ポイントです。誤った選択をくり返し、転職を重ねたあげく、なかなか仕事に就けなくなってしまうこともあるからです。

アスペルガーの人々には、職業として役立てることができるさまざまな優れた能力があります。けれど反対に、「これだけはどうしてもムリ」という仕事や、どうしてもなじめない環境などへの拒絶反応が、普通の人よりも強いのです。そうした自分の特徴しっかりと認識し、長所を生かした仕事選びをしていくことがもっとも重要です。

気をつけなければいけないのは、人との交流が重視される仕事や、予想外の出来事、アクシデントなどに対応しなくてはならない仕事は避けるということです。たとえば左のような仕事は混乱を深め、職場でのミスやパニックを誘発します。

アスペルガーの人々が落ち着いて取り組めるのは、決められたルールやマニュアルに従いながらコツコツと取り組めるような仕事や、独特の感覚を肯定的に生かすことができる仕事です。

「毎日同じルーティンワークなんて、刺激がなくて飽きる」と言う人もいますが、アスペルガーの人にとっては、そういう仕事こそが、安定した毎日を送れる充実した職業なのです。

また、それぞれ過敏になりやすい感覚があるので、それを刺激しがちな職場は避けましょう。たとえば音に敏感な人は、騒々しい職場は禁物です。

次ページより、アスペルガーの長所と具体的な適職について触れていきます。

アスペルガー症候群の人に不向きな仕事

- **コンビニやスーパーのレジ担当**など、一度にいくつものことに対応する仕事

- **飲食店などの接客業、料理人**など、人に接しながら臨機応変にスピーディな対応を迫られる仕事

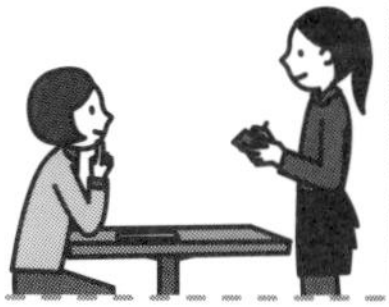

- **旅行代理店の添乗員やスタッフ**など、乗り物のアクシデントなど予測が立たないことへの対処が必要な仕事

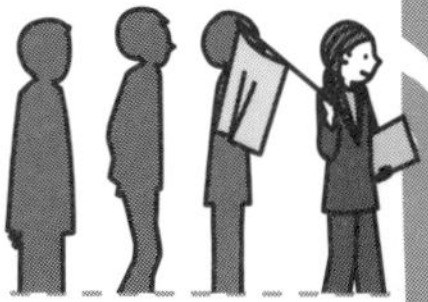

- **証券マンやデイトレーダー**など、将来を予測してスピーディに判断する仕事

- **航空管制官や交通案内係**など、予測が立たない情報を瞬時に受け取り複数の判断をする仕事

- **テレフォンアポインターやオペレーター**など、人を相手にたくさんの問い合わせに柔軟に対応する仕事

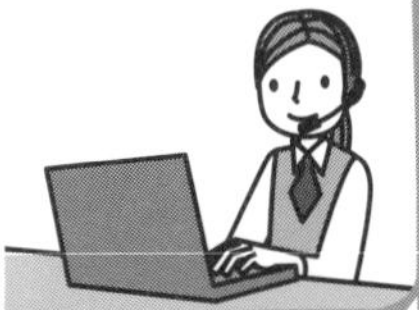

真似のできない優れた記憶力を持つ

よく「天才肌」と言われるタイプの人がいますが、アスペルガー症候群にはまさにそういう人がたくさんいます。

もっともポピュラーなのが、単純記憶に非常に優れているという特性です。

子供の頃から好きなものについては驚くほどの記憶力を発揮して周囲が舌を巻くことがあります。すべての新幹線の特徴をきちんと理解し記憶していたり、昆虫図鑑や動物図鑑を丸ごと暗記しているような人もいます。自分の興味のあるものについては、広く深く網羅した知識を蓄えることができるのです。このような、特定の分野に関する広い知識を持てる力は、アスペルガーの人の大きな強みの一つでしょう。

こうした記憶力の良さと深い分析力や理解力を併せ持っていて、専門分野や学術分野で大きな業績を上げている人々は大勢います。

子供の頃から興味の深かった分野を究めて大成していく人もいますし、青年期までの学習を通じて生涯をかけるテーマに出会い、社会的な貢献をしていく人も数多くいます。

また職場では、専門性の高いスペシャリストとして、周囲の人々から頼りにされる存在となります。

こうした能力に長けた人は、具体的には学者や研究職、何らかの専門家などの仕事が向いています。

対人関係や専門分野以外の業務に関してうまくフォローしてくれる人がいれば、いかんなく能力を発揮できます。本人にとっては、好きな分野について認められ、またそれを究めていくことができるため、幸せな人生となるでしょう。

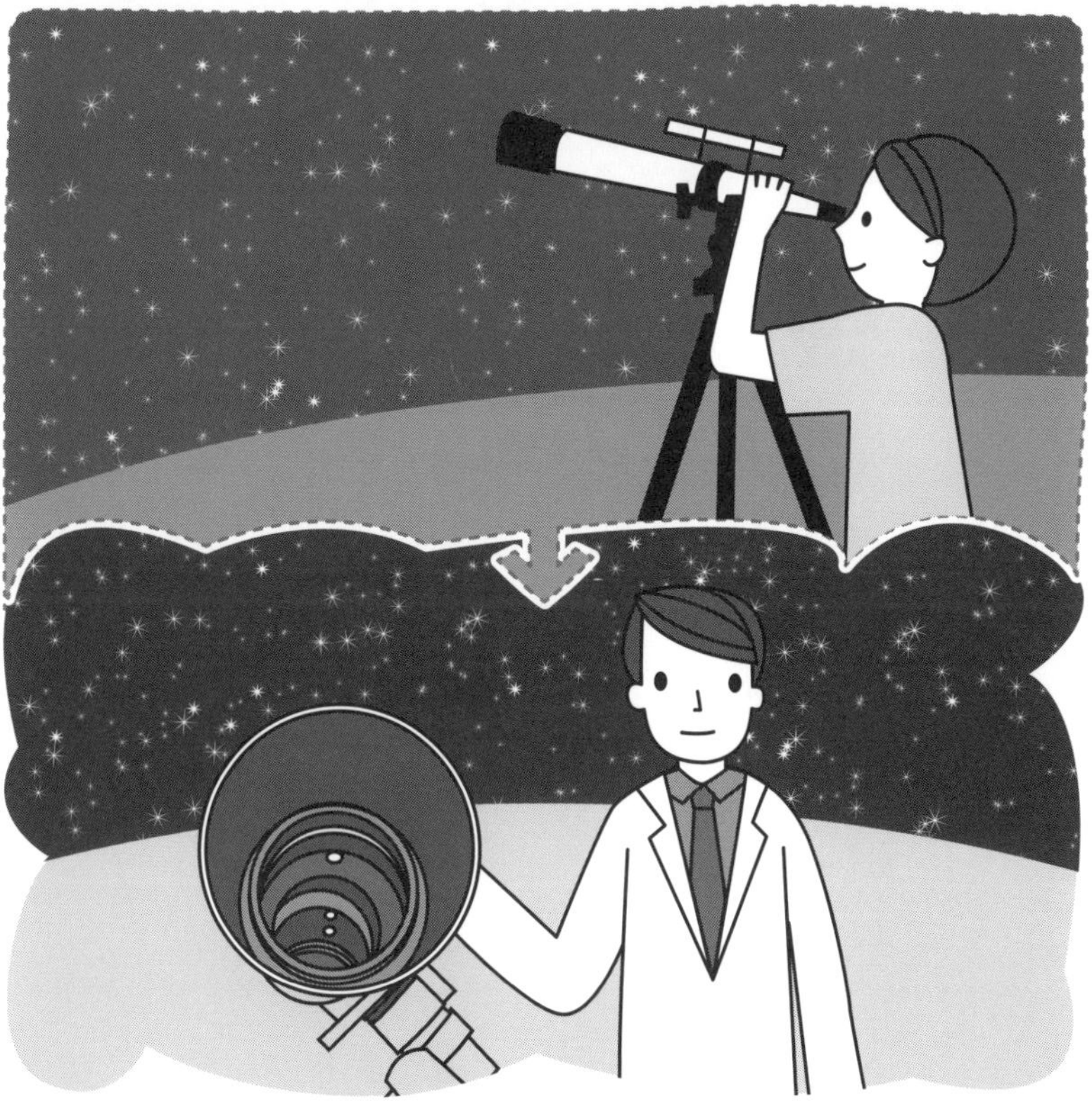

アスペルガー症候群の人の長所①

優れた記憶力

優れた記憶力が深い知識をもたらし、
多くの業績を生み出す。

・向いている仕事・

学者、研究職、専門技術者、観光タクシー運転手、
銀行の出納係、システムエンジニア、プログラマーなど

ずば抜けた集中力で根気よく作業を続ける

アスペルガー症候群の人の並外れた能力は、高い集中力という形で発揮されることもよくあります。子供の頃から、本を読むスピードが驚くほど速かったり、ピアノなど習い事の上達が他の子に比べ群を抜いているなど、周囲が目を見張るエピソードを何かしら持っています。こと自分の興味のある分野に関しては、人並みはずれた集中力で取り組むのです。

興味のある分野や作業を仕事にできれば、その力をいかんなく発揮します。そして、職場に質の高い労働力を提供し、大きな成果をもたらす人材となるでしょう。

アスペルガーの人はたいてい、決められた手順にのっとった作業が得意ですが、非常に細かい作業、緻密な作業でも、長時間持続して行うことができます。ほかの人なら根を上げるような根気のいる仕事も忍耐強く、しかも高い水準の完成度を保って続けることができます。

根気よく、粘り強くこだわりを持って仕事をしていくその姿勢は、誰にもたやすく真似できるものではありません。他には代替のきかない、なくてはならない人として、社会の中に確固たる居場所を作り上げる人も大勢います。

こうした能力を生かせるのは、精密な工業製品の組み立てなどの繊細な仕事です。また、アスペルガーの人はコンピュータとの相性が非常にいい場合が多く、パソコンでの長時間の作業も苦になりません。在庫管理やルーティンの事務業務、細かい計算を伴う会計のほか、印刷物の校正、図書の分類、調査や統計を一つのフォーマットにまとめていく仕事など、コツコツと行う地道な作業も向いています。

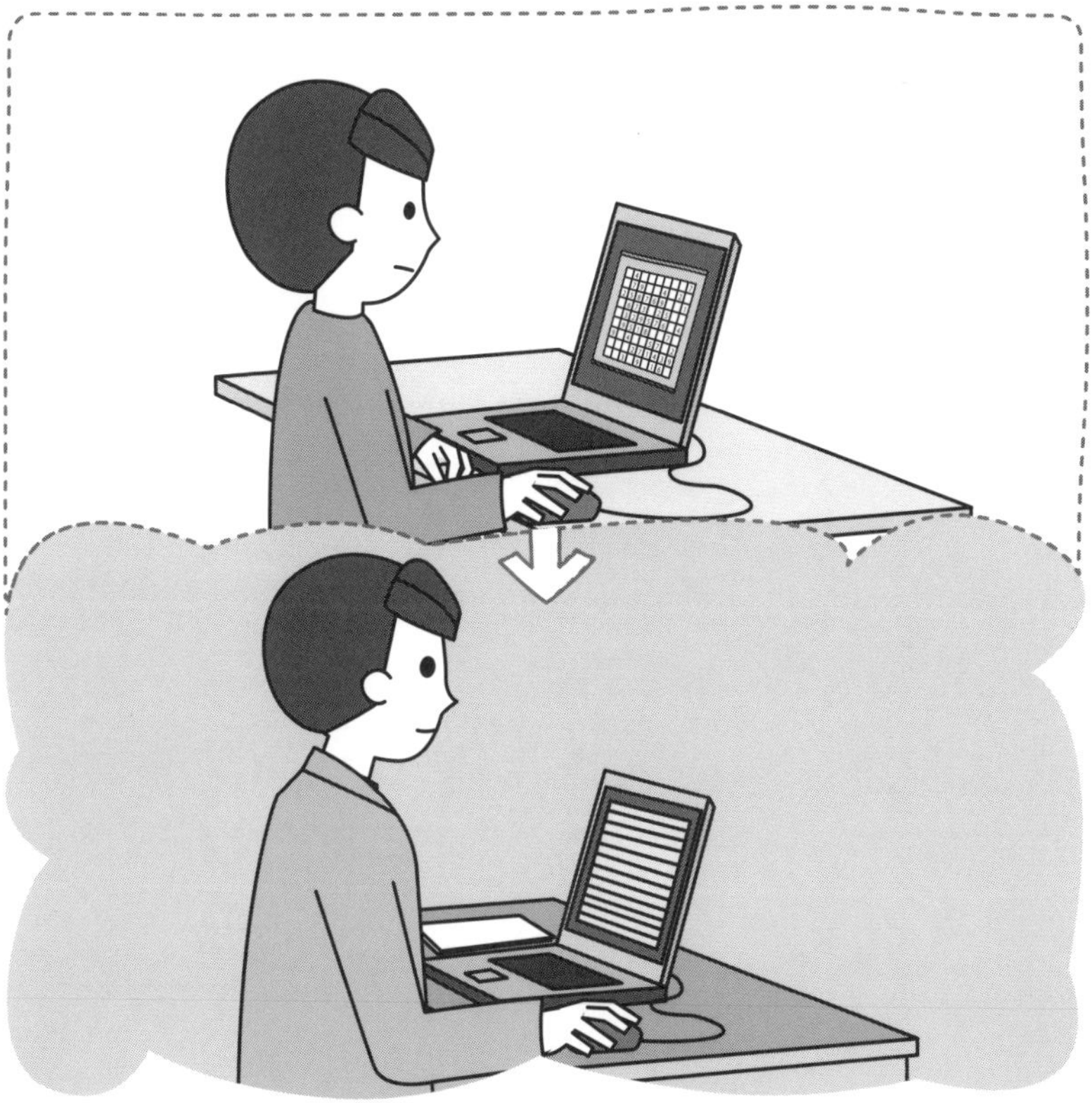

アスペルガー症候群の人の長所②

高い集中力

高い集中力で粘り強く、
単調な作業にも取り組むことができる。

・向いている仕事・

在庫管理、ルーティンの事務業務、会計士、統計学者、
校正者、資料作成、製品組み立てなど

独特の感覚が優れた才能となることも

アスペルガー症候群の人の特性の一つである過敏すぎる感覚が、強力な長所となることも少なくありません。

視覚や聴覚の独特な感覚が芸術として昇華されることがあるのです。クリエイティブな分野で活躍しているアスペルガーの人は大勢います。

たとえば絵画やデザイン、写真の世界で才能を発揮して、すばらしい作品を生み出したり、音楽の世界で活躍することもあります。その人独自の感性を生かし、多くの優れた作品をこの世に送り出しているのです。

鋭敏な感覚は、アスペルガーの人の生活をわずらわせたり、苦しい気分にさせ、日常生活の妨げとなることもしばしばあります。けれどそれをうまく生かすことができれば、努力だけでは手に入れられない貴重な武器にもなるのです。

このようなアーティストタイプの人には、日常的な生活や実務面の業務をサポートする存在がいると、苦手なことにわずらわされずに創作に打ち込めるようになります。周囲が、本人の才能に理解を持ち、それを発揮できるように支援するよう体制を整えていることが、理想的な仕事環境と言えるでしょう。

このようなタイプの人が向いている職業は、さまざまな分野のデザイナー、音楽家、画家、彫刻家、書家、カメラマンなどです。音感に優れた人は、有能な調律師になることもできます。工芸品の技を磨き、職人になるのもいいでしょう。動物との相性がよく、調教師などに向く人もいます。

また、小説家など文芸方面でも独特のものの見方を生かして活躍する人がいます。

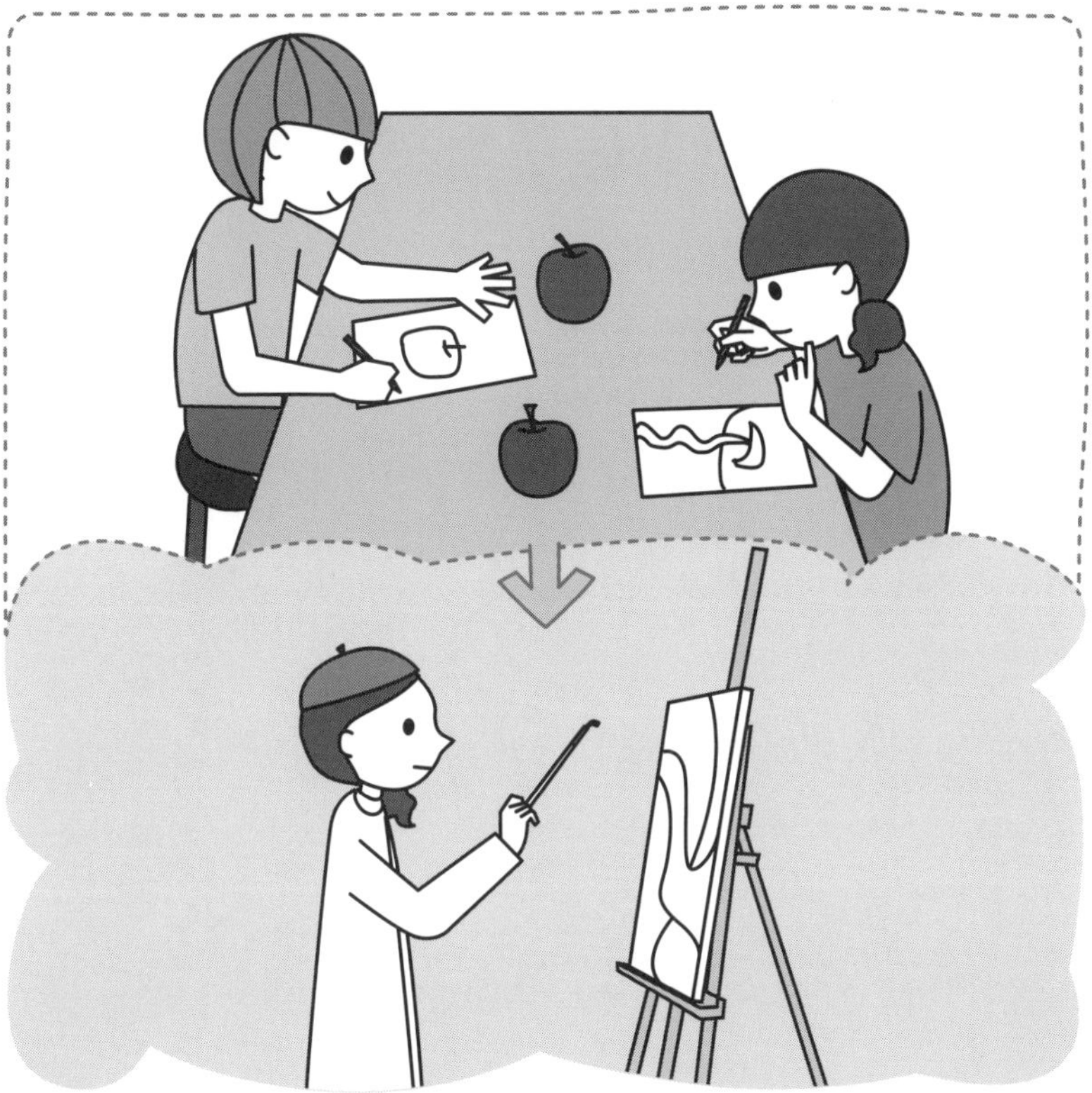

アスペルガー症候群の人の長所③

才能のある感性

個性的な感性を生かして、
クリエイティブな仕事で成功を収める人がいる。

・向いている仕事・

さまざまな分野のデザイナー、音楽家、画家、彫刻家、書家、カメラマン、小説家、工芸品などの職人、楽器の調律師、動物の調教師など

誰に対しても平等で正直に接する

率直な言動が目立つために他人から誤解されることの多いアスペルガー症候群の人ですが、その根源にある特性は「嘘をつかない」という、とてもシンプルな、けれどなかなか真似のできないものです。

世の中には、相手によって態度をコロコロと変えたり、言動に表裏のあるような人がたくさんいます。友達や表面的には親しい同僚などでも、お互いが不在の場では「何を言われているかわからない」という不信感を持ちながら接していることもあります。

けれどアスペルガーの人は誰に対しても正直で、嘘をつくことがありません。相手によって態度を変えたり、自分をよく見せようと画策することもしません。とても信頼のおけるタイプなのです。

相手を選ばず平等に、誠実に対応しようと思っても、普通はなかなかできるものではありません。それが行き過ぎるあまりに「目上に対して失礼」「思ったことを何でも口にする」などの問題点が出てきたり、自分を受け入れてくれた人に対して過剰なまでに入れ込んでしまうなどのアンバランスさが目立つこともあります。ただ、それらは決して悪気から来ているわけではありません。

ですからそうした点を、72ページのように言動のルール化、マニュアル化で調整していけば、率直で嘘のない人柄は、とても信頼されるものとなるでしょう。

このルール化、マニュアル化には、周りの支援者の力が欠かせません。本人の様子に合わせて、何を言葉にしてはいけないか、どんな行動が他人の不興を買うのかを、わかりやすく説明し、改める練習を一緒にしていくといいと思います。

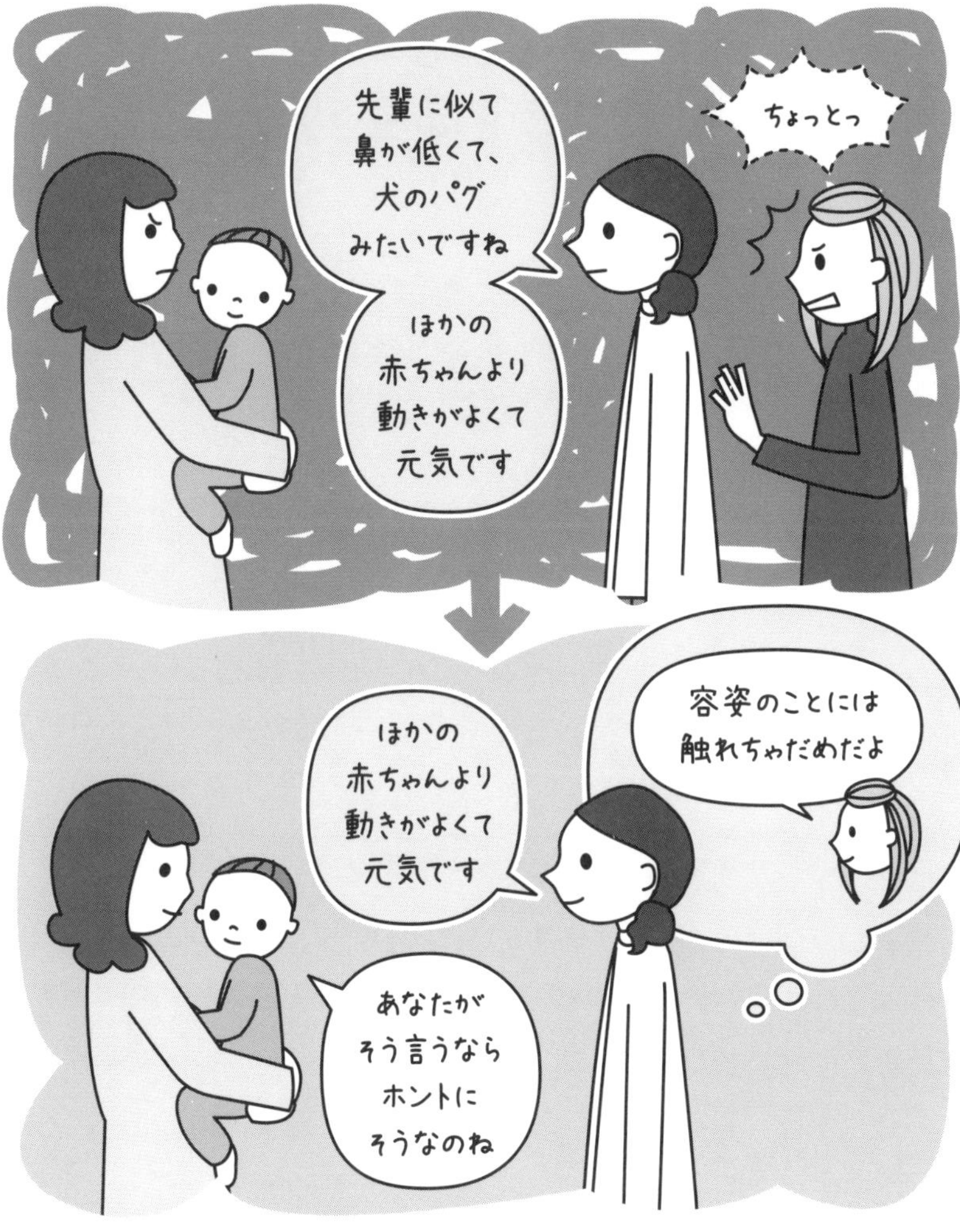
先輩に似て
鼻が低くて、
犬のパグ
みたいですね
ほかの
赤ちゃんより
動きがよくて
元気です
ちょっとっ
ほかの
赤ちゃんより
動きがよくて
元気です
容姿のことには
触れちゃだめだよ
あなたが
そう言うなら
ホントに
そうなのね

アスペルガー症候群の人の長所④

誰に対しても正直

言動のルールをしっかり覚えれば、
率直さは「平等」「正直」という長所になる。

物事にまじめに取り組もうとする姿勢が強い

アスペルガー症候群の人は、基本的にまじめに物事に取り組もうとするタイプが多く、しかもコツコツと粘り強い作業を得意としています。

けれど、実際に社会の中では、無断欠勤をくり返す、やる気を出さない、転職をくり返すなど、「いいかげんな人」と誤解されがちなエピソードを持っている人が少なくありません。

けれどこうしたことは、まじめな気質だからこそ起こります。相手の要求をすぐに把握することができないため、何をすればいいかわからず悩んでしまい、行動を起こせないのです。とくに自分なりに考えてしたことが裏目に出て、相手を怒らせるような経験を重ねてきた人は、自分から積極的に行動できなくなっています。

また、これまでの経験から、「どうせ誰にもわかってもらえない」「やれるわけない」などと卑屈になっていたり、周囲に攻撃的な気持ちを抱いている場合もあり、そのためするべきことにまっすぐ向き合えなくなっていることもあります。

こういう時は、行動が円滑に進められるよう周囲の助けが必要です。何もせずにぼんやりしているように見えたら、的確な指示さえ行えば、きちんとやり遂げようとします。一つの作業にまじめに向かい合い、誠実に仕事をする勤勉な人となるでしょう。

反対に「いちいち言わせるな」などと頭ごなしに怒ると、萎縮してしまいます。

上司や家族などが面倒がらずに「何をすればいいか、きちんと伝える」ようにしていけば、本人は意欲的に仕事に向き合えるようになります。欠勤や頻繁な転職など、不安定な態度も少しずつ解消できるでしょう。

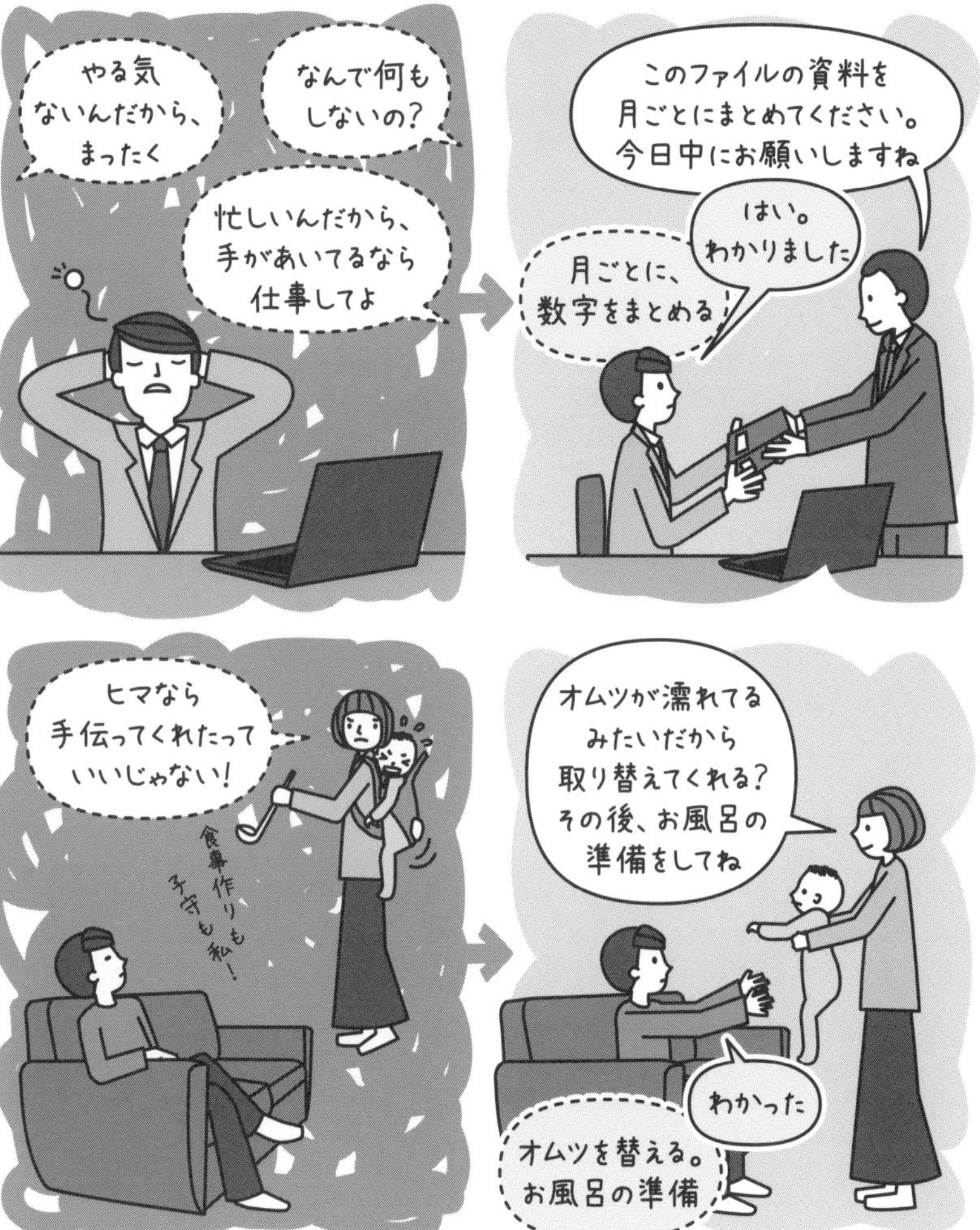
やる気
ないんだから、
まったく
なんで何も
しないの？
忙しいんだから、
手があいてるなら
仕事してよ
このファイルの資料を
月ごとにまとめてください。
今日中にお願いしますね
はい。
わかりました
月ごとに、
数字をまとめる
ヒマなら
手伝ってくれたって
いいじゃない！
食事作りも
子守も私！
オムツが濡れてる
みたいだから
取り替えてくれる？
その後、お風呂の
準備をしてね
わかった
オムツを替える。
お風呂の準備

アスペルガー症候群の人の長所⑤

まじめな姿勢

何をすればいいかを教えてもらえれば、
まじめにやり遂げる。

一人で行動するのが苦にならない

アスペルガー症候群には、他者の気持ちがよくわからないという特性があります。外側のことより、自分の内なることへの興味が強いのです。それが、あまり周囲を気にすることなく、一人で行動できるという個性となっています。

一人でも平気でいられる、というのは、とても強みとなります。周りの顔色をうかがって思い通りに行動できないとか、こんなことをしたら仲間はずれになるんじゃないかなど、人の目を気にしながら歩調を合わせてばかりいることがないからです。

周囲に流されず、自分らしく行動することができますし、自分が「いい」と思ったもの、思ったことを選択する力に長けています。個性を生かして生きるためには、とても重要なスキルだと言えるでしょう。

たとえば好きな仕事なら、厳しいノルマをきっちり仕上げたり、一人でコツコツ残業するのが少しも苦になりません。また、一人で何時間でも過ごすことができます。興味のある勉強に打ち込んだり、好きな趣味に没頭したり、一人で自由に行動できる、そういう強さを持っています。

周囲からずっと非難され続けていると、自分がいかにも能力の低い、ダメな人間のように感じてきてしまいます。

そんな風に自信を喪失しているアスペルガー症候群の人がいたら、まずは自分らしさを取り戻せるようなサポートを考えましょう。自分本来の価値観、好きなこと、やりたいことなどを見つめ直すことが重要になります。そして、持ち前の行動力を生かして自分らしく生きることを考えるように促していくことが必要です。

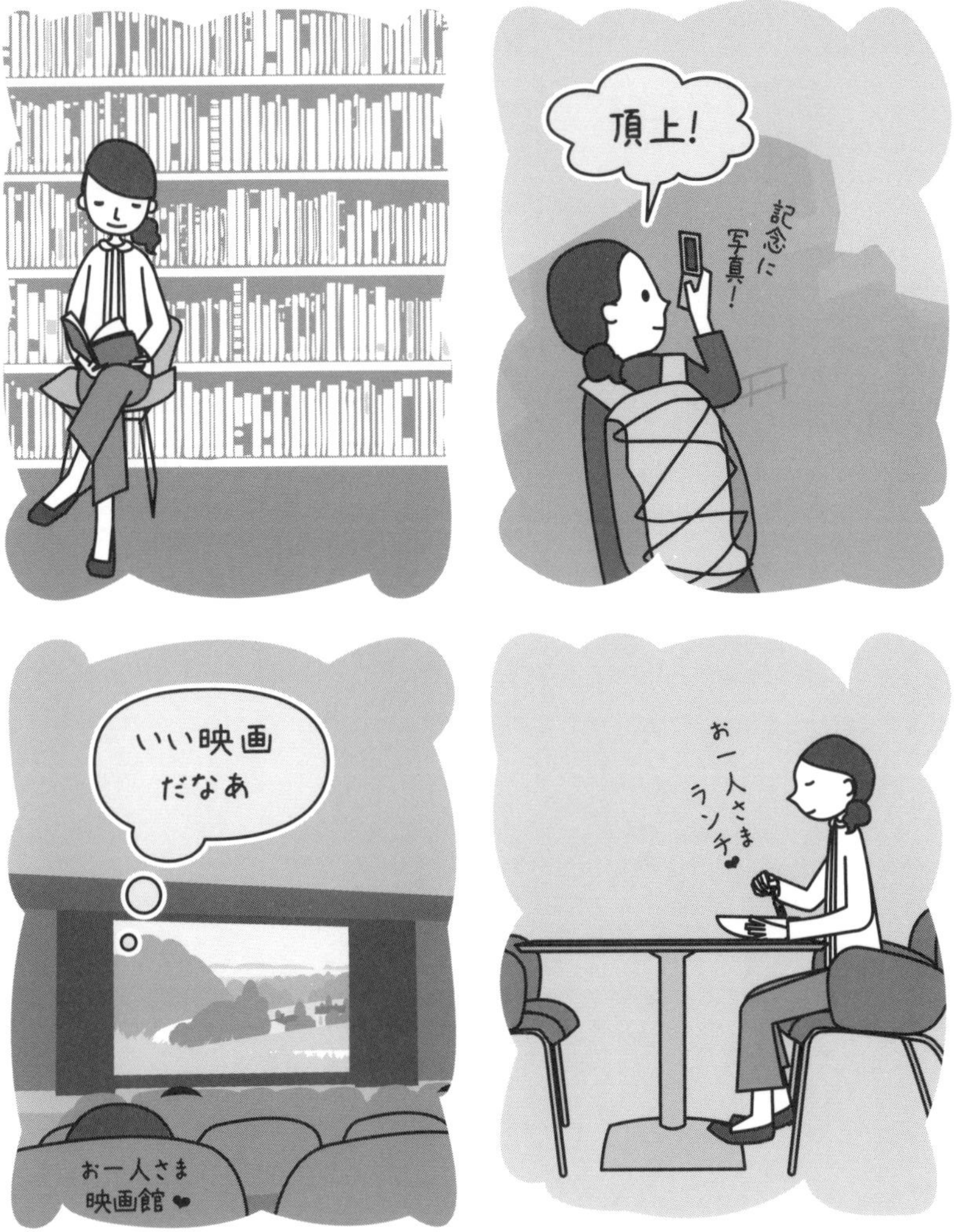
頂上!
記念に写真!
いい映画だなあ
お一人さま映画館
お一人さまランチ

アスペルガー症候群の人の長所⑥

行動力がある

一人でも行動できる強さを持っている。

一つのことが抜群に上手な人もいる

運動が苦手だったり、動きがぎくしゃくしていたりなど、体のバランスが悪い人がアスペルガー症候群の人には目立ちます。手先も不器用で細かいことが苦手だという人もいます。

けれどその反面、特定の能力に秀でていることもあります。はさみや箸の使い方がうまくできないのに、ピアノを弾くととても上手だとか、字は下手なのに、絵を描かせると素晴らしいタッチで描くなど、人によってさまざまな得意分野があります。

こういう時、「もとは器用なはずだから、ほかのことも努力すればこなせるようになる」と周囲が頑張らせ過ぎることがありますが、これは本人の大きなストレスになるだけで、あまり成果を上げることはありません。

たしかに鉛筆や箸の使い方、靴ひもの結び方など、くり返し練習して生活に支障のない程度までできるようにしたほうがいい行為もあります。

けれど、手先が不器用なのは、手の指のどこにどれくらい力を入れればいいかわからない、両手を別々に動かすのが難しいなど、運動能力を原因としています。そのため、なかなか解決しにくいのです。

それよりも、本人が得意とすることを大切にして、それをより磨いていくほうが優れた能力として培うことができます。周囲が本人の「できないこと」を問題にするのではなく、「できること」に注目し、それを向上させていくようにしましょう。

たとえ直接仕事に結びつかないことでも、それが自信につながり、人生をより有意義にするための材料となります。

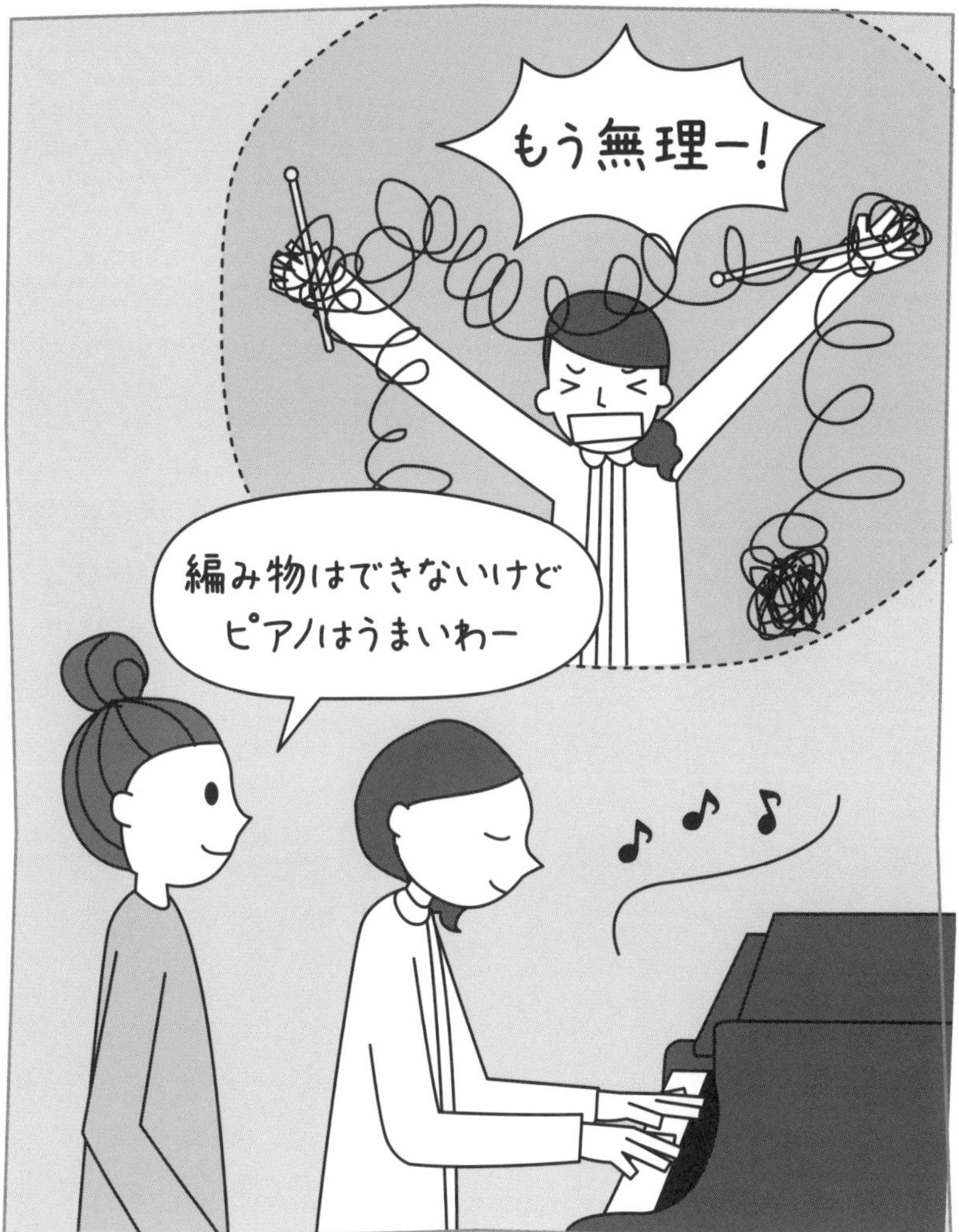
もう無理ー!
編み物はできないけど
ピアノはうまいわー

アスペルガー症候群の人の長所⑦

得意技を持つ

一つの分野や物事が抜群に上手なことが多い。

5章

アスペルガーの医療的対応はどんなものか

専門機関への通院が必要な時がある

アスペルガー症候群は、単独では精神科などでの医療行為が必要なものではありません。自閉症スペクトラムに関する研究は進んでいますが、アスペルガーの特性は個性であり、現段階ではそれを緩和できる治療法は確立されていません。

けれど、心療内科や精神科に通院しているアスペルガー症候群の人はたくさんいます。それには二つの原因があります。

一つはＬＤやＡＤＨＤといった他の発達障害を併発している場合です。こうした障害は、投薬によって多動や不注意などの特性が抑えられることがあります。そのため心療内科などに通院します。

もう一つは、二次障害と呼ばれる症状を引き起こしている場合です。

二次障害とは、精神的なストレスからくるさまざまな不調のことです。

アスペルガーの人は周囲から絶えず、「このままではダメだ」「どうしてこんなこともできないんだ」「もっと頑張れ」などと、プレッシャーをかけ続けられています。つねに自分自身を否定され、「変われ」「もっと努力しろ」と言われているのです。これは想像以上に辛い、過酷な精神状況です。

「自己中心的でわがまま」「強情な変わり者」など、ネガティブな性格だというレッテルを貼られることも少なくありません。しかも家族など近しい相手からこうした態度をとられると、身の置き所がなく、どんどん追いつめられていってしまいます。

こうした中、極度のストレスなどからさまざまな精神症状を二次障害として発症しているアスペルガーの人がたくさんいます。そういう場合は精神科や心療内科での専門的な治療が必要です。

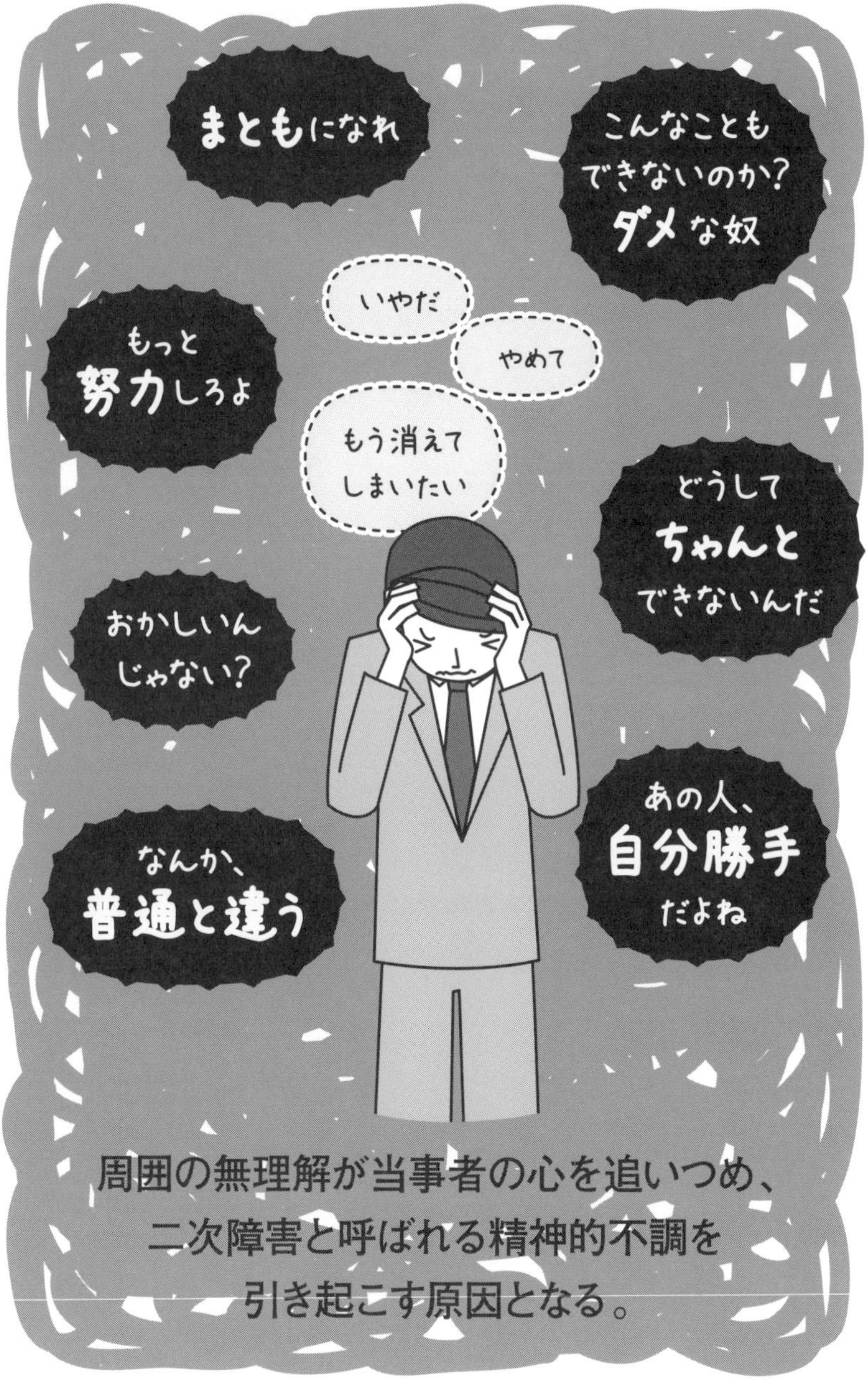
まともになれ
こんなこともできないのか？ダメな奴
いやだ
やめて
もう消えてしまいたい
もっと努力しろよ
どうしてちゃんとできないんだ
おかしいんじゃない？
あの人、自分勝手だよね
なんか、普通と違う

周囲の無理解が当事者の心を追いつめ、二次障害と呼ばれる精神的不調を引き起こす原因となる。

性格を変えてしまう深刻な二次障害

二次障害にはさまざまな種類がありますが、いずれも当人のもともとの性格まで変えてしまうような深刻なものです。

中でも、周囲から特性を受け入れてもらえず、不可能な努力や行為を強いられ続けたアスペルガーの人が、うつ症状に陥ったり、劣等感や無力感に苛まれて引きこもりとなってしまうなどのケースはよく見られます。こうした症状を発症したために心療内科を受診し、その結果アスペルガー症候群だったと判明するケースも非常に多いのです。

また非難や否定的な言動を受け続けた結果「どうせ自分は何をやってもダメな人間なんだ」と自己評価がどんどん低下し、強い劣等感を抱き、何をしても失敗するのではと思い込むようになります。

他人からの非難や否定に過剰に反応し、アスペルガー特有のこだわりがいっそう強くなることもあります。かたくなに心を閉ざし、社会から遠ざかることもあります。

周囲の無理解が本人を追い込み、破壊的な行為に駆り立てることもあります。「どうせ誰にもわかってもらえない。こんな世の中はなくなってしまえばいい」と世間に対して攻撃的な気持ちを抱く場合もあります。「自分なんかいなくなればいい」と自己否定感が強まり、自傷行為に走ることもあります。

このような状態に周囲が気づいたら、なるべく早く専門機関に相談することが大切です。本人の苦しい気持ちを受け止め、接し方を改める必要もあるかもしれません。

また本人とともに、家族など周囲の人々もカウンセリングを受けた方がいい場合もあります。

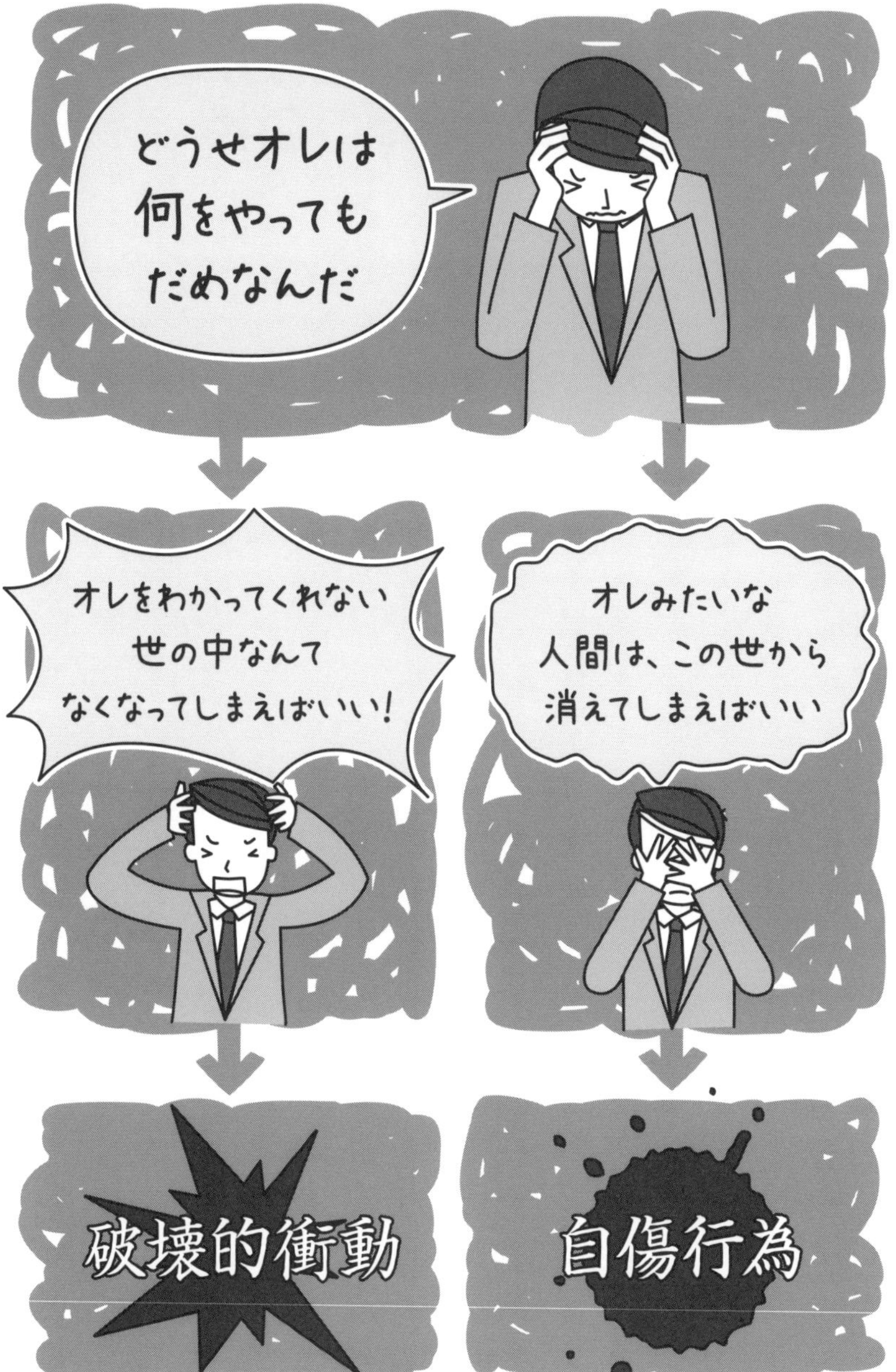
どうせオレは
何をやっても
だめなんだ
オレをわかってくれない
世の中なんて
なくなってしまえばいい！
オレみたいな
人間は、この世から
消えてしまえばいい
破壊的衝動
自傷行為

起こしやすい二次障害①

倦怠感が強く無気力、不安定になるうつ症状

うつ症状は、気分が落ち込み、何をする気にもならない気分障害です。これが2週間以上続くとうつ病の可能性があります。アスペルガー症候群でうつ病を発症する例はよく見られます。

叱責や非難を受け続ける強いストレス、「何をしてもうまくいかない」という自己否定感情、「また何か失敗してしまうのではないか」という緊張感、これらが長期にわたって続くことで精神的に疲れ果てると、うつ症状を引き起こします。そしてそれが慢性化し、うつ病となっていきます。

うつ症状には、無気力だけではなく、イライラや突然泣き出したくなるなど、精神的な不安定感が強くなったり、考えがまとまらないなど集中力に欠ける、自分を強く責める、何でもすぐ悲観的に考えるといった精神的症状があります。

身体症状としては、不眠、朝起きることができない、倦怠感、食欲や性欲の低下、頭痛、めまいなどが目立ちます。

アスペルガー症候群の人は、自分の興味があることには集中して熱心に取り組みますが、うつ病が進むとそうした気力も失われ、何事にも興味を示さなくなります。

また遅刻や欠勤が目立つようになり、そのまま職場を辞めてしまうことも少なくありません。これまでは自分のペースを守りながら続けられていた仕事が、上司が変わったとたんこれまでのやり方が通らなくなり、それがきっかけでうつ病となって退職に追い込まれてしまうこともあります。

うつ症状が表れた時は、なるべく早く専門医に相談し、薬物やカウンセリングなどの治療を受けるようにしましょう。

[うつ症状]

- 気分が落ち込み、何をする気にもならない。
- 2週間以上続くとうつ病の可能性がある。
- イライラが続く。
- 突然泣き出したくなるなど、精神的に不安定。
- 集中力に欠ける。
- 自分を強く責める。
- 何でもすぐ悲観的に考える。
- 不眠。
- 朝起きることができない。
- 倦怠感。
- 食欲や性欲の低下。
- 頭痛、めまいなど。

叱責や非難をされ続ける強いストレス、自己否定感情、緊張感などが長期にわたって続くことで精神的に疲れ果てて発症する。

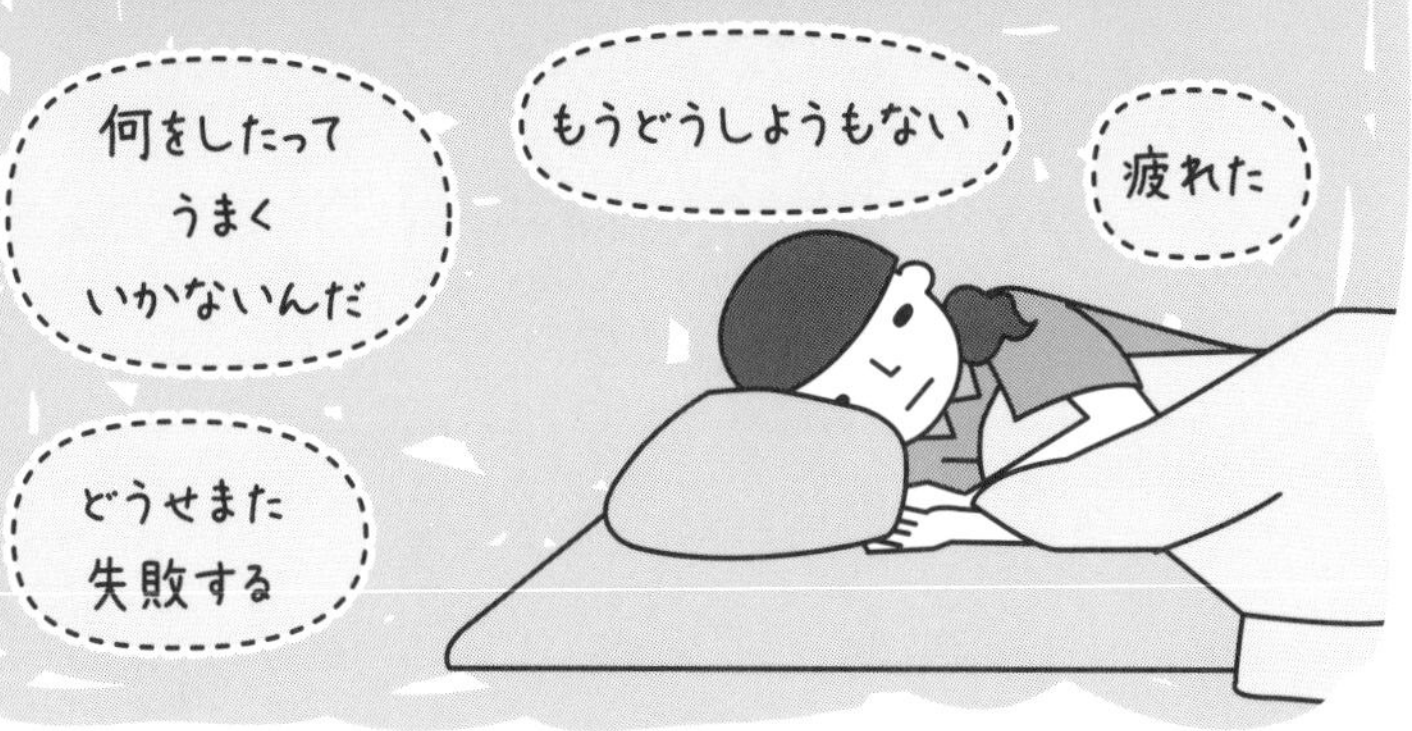
何をしたって
うまく
いかないんだ
もうどうしようもない
疲れた
どうせまた
失敗する

起こしやすい二次障害②

こだわりがますます強くなる強迫性障害

うつ症状の引き金になる場合と同様のストレスを受けても、まったく違う方向の精神障害につながることがあります。たとえば強迫性障害などがその一例です。

強迫性障害とは、根拠のない不安が続いたり、意味のない行為をついくり返してしまうという神経症です。もともとアスペルガー症候群の特性として、一つのことにこだわるというものがあります。それが病的なまでに強化されてしまうのです。

たとえば、「眠っている間に泥棒に入られたらどうしよう」とか、「火事が起こったらどうしよう」などの考えにとりつかれ、不安でいてもたってもいられなくなります。これを強迫観念と言います。

そして、くり返し戸締まりを確認して回ったり、ガスの元栓を確認しに行ったりします。これを強迫行為と言います。

これらの症状が高じると、日常生活を送るのが困難になってしまいます。普通なら、1、2回確認すれば済むことを、1時間以上もくり返し、それでも安心できず、次の行動に進むことができなくなるからです。

一つの仕事にミスがないか何度も何度も確かめ続け、ほかの業務に支障をきたしたり、トイレの後に何時間も手を洗わずにはいられなくなって、出社もできない状態に陥るなど、日常生活に影響することはしばしばあります。

この強迫性障害が強すぎて、医師の診察時に「こだわり」が本来の特性だということに気がつきにくいこともあります。精神科を受診してもアスペルガー症候群だと指摘されずに見逃されてしまうケースも少なくありません。発達障害の専門医による診断が必要です。

【強迫性障害】

根拠のない不安な考えにとらわれ続ける

「強迫観念」

意味のない行為をくり返してしまう

「強迫行為」

この二つをやめることができなくなり、
追いつめられる症状。

**一つのことにこだわりやすい
アスペルガー症候群の特性が
突出して強く出てしまう。**

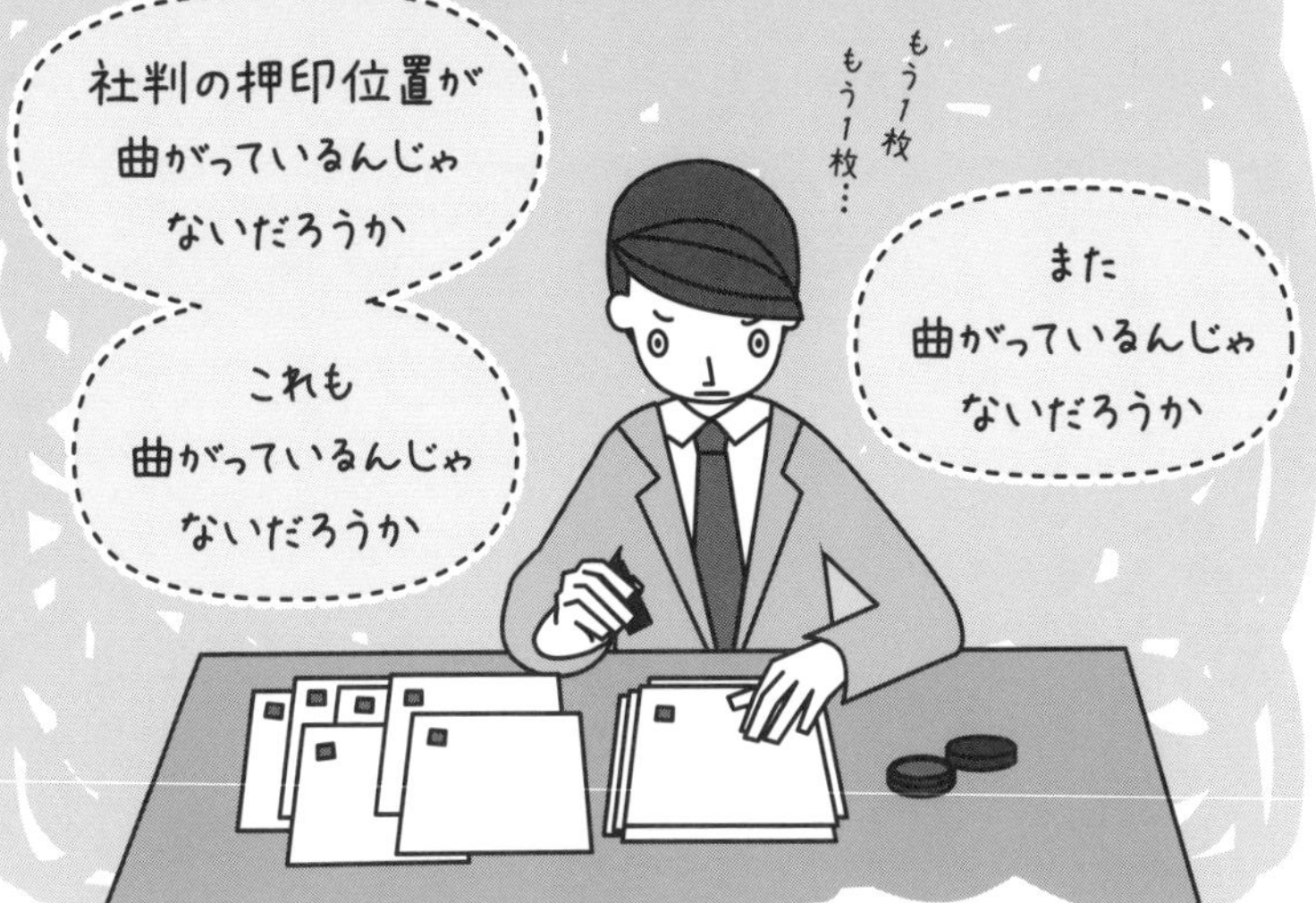
社判の押印位置が曲がっているんじゃないだろうか
これも曲がっているんじゃないだろうか
もう1枚
もう1枚…
また曲がっているんじゃないだろうか

起こしやすい二次障害③

苦しい感情が一気によみがえるフラッシュバック

過去に体験した苦しみや悲しみ、怒りなどのネガティブな感情が、ふとした時に一気によみがえってくることをフラッシュバックといいます。フラッシュバックは非常に強烈な感情のエネルギーなので、身体反応をもたらします。呼吸困難に陥る、震え出す、動悸が激しくなるなどの反応でパニック状態になります。

フラッシュバックはよく、ショッキングな事故や犯罪に巻き込まれた人がその記憶から起こすものだと思われがちですが、それればかりではありません。もっと日常的な辛い体験、悲しい体験がトラウマとなり、フラッシュバックを起こすようになることもあります。強い叱責や大勢の前で誇りを傷つけられる体験などで生じた感情が、似たような経験をした時に一気によみがえってきて取り乱してしまう。そうしたものもフラッシュバックの一種です。

アスペルガー症候群の人は、子供の頃から激しく怒られる、ののしられるなどの辛い体験をしてきています。しかも普通の人より記憶力が優れているため、そうした体験がフラッシュバックとなって苦しむことが少なくありません。家庭で配偶者と言い争いになったり、職場で上司に怒鳴られたのがきっかけとなり、過去の体験の中で生じた強烈でネガティブな感情を一気に思い出し、過剰反応することもあります。過呼吸やパニック状態に陥ったり、自傷行為に走ることもあります。

また、ののしられた言葉や傷つけられた言葉がえんえんと頭から離れないという症状が出る場合もあり、統合失調症と誤診されることもあります。いずれの場合も、専門医に早急に相談しましょう。

[フラッシュバック]

- 過去に体験した苦しみや悲しみ、怒りなどのネガティブな感情が一気によみがえってくる。
- 呼吸困難、震え、動悸が激しくなるなどの身体反応を伴う。
- 事故や犯罪の記憶だけでなく、日常的な辛い体験、悲しい体験から引き起こされることも少なくない。
- パニックや自傷行為を引き起こすこともある。
- ひどい言葉が頭から離れず、統合失調症と誤診されることもある。

子供の頃から激しく怒られる、
ののしられるなどの辛い体験が多く、
また記憶力が優れているため、
ささいなことからフラッシュバックに
苦しむことが少なくない。

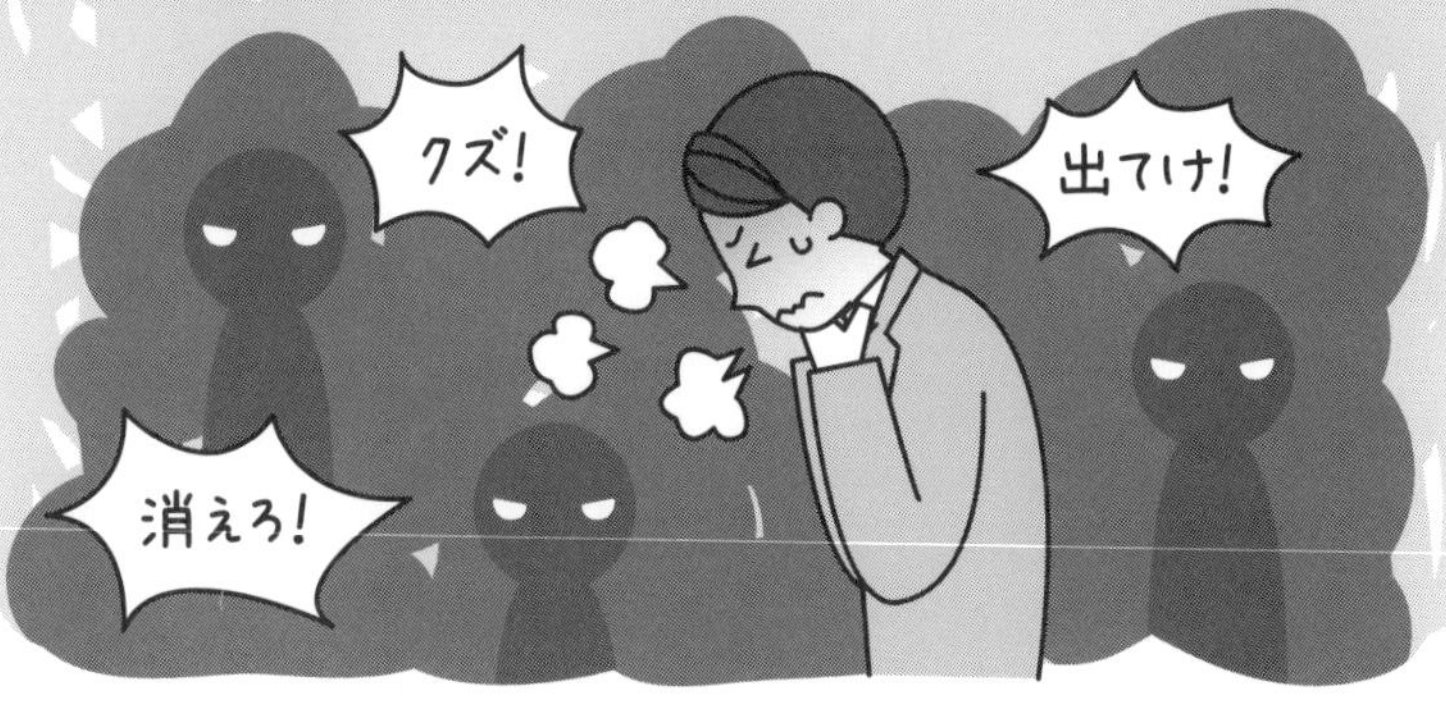

起こしやすい二次障害④

人と会うのが極度に怖い 対人恐怖

人に会ったり人前で話をすることに極度の緊張と不安を覚え、対人関係を避けようとすることを対人恐怖と言います。社会不安障害などと呼ばれることもあります。自分は周りの人に変に思われるのではないか、軽蔑されるのではないか、不快に思われるのではないかなどと考え、怖くて身動きがとれなくなるのが症状です。

たとえばクラスメイトの前で先生に強く叱責された人が、その後人前で話ができなくなることがありますが、これも対人恐怖の一つです。

対人恐怖が高じると、外出もままならなくなり、通学や通勤もできません。その結果、引きこもりとなっていくこともしばしばあります。

アスペルガー症候群の人は、これまでの対人関係の経験の中で、「自分はダメなんだ」と自己評価が非常に低くなっていることが少なくありません。いつも、また誰かを怒らせるのではないか、嫌われるのではないかという緊張感を感じている人もいます。ただの雑談ですら、怖くてできなくなることもあります。

そうした不安が過度になると、対人恐怖を起こし、社会参加ができなくなってしまいます。仕事にも通えず、友人も作れず、ただ自分の部屋に閉じこもっているだけの生活を送っている場合もあります。

このような引きこもりの状態でいると、孤立感が深まり、将来への希望を失い、生きる気力を喪失していきます。

一人ではどうにもならない症状ですので、周囲の力を借りて専門的な治療をしていくことが必要です。そして少しずつ自信を回復していくようにします。

［対人恐怖］

- 人に会ったり人前で話をすることに極度な緊張と不安を覚える。
- 対人関係を避けようとする。
- 周りの人に変に思われるのではないか、軽蔑されるのではないかなどの考えにとらわれる。
- 高じると、外出できなくなり、引きこもりに。

自己評価が低くなりがちで、
つねに誰かを怒らせるのではないか、
嫌われるのではないかという緊張感から
対人恐怖となり社会参加ができない。
仕事にも通えず、友人も作れず、
引きこもってしまうこともある。

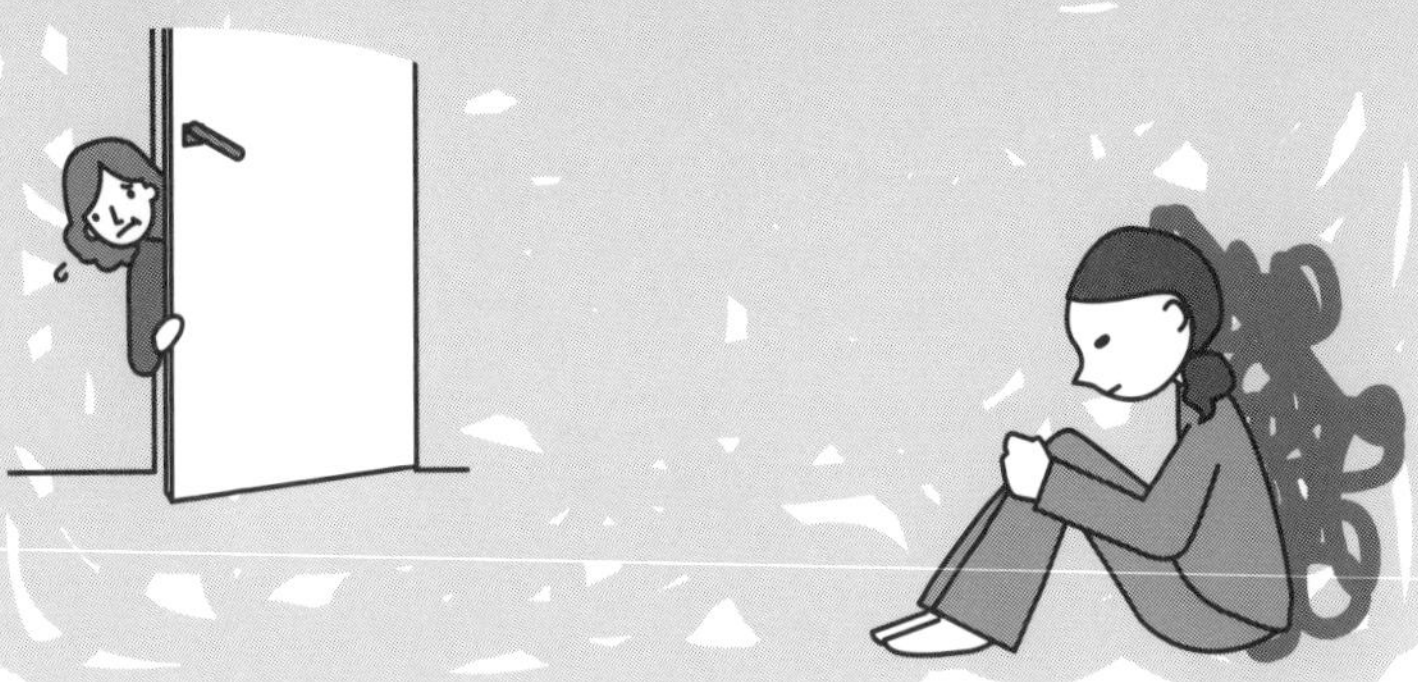

起こしやすい二次障害⑤

ストレスが体の不調を呼び起こす心身症

強い不安や緊張状態が続くと、そのストレスから自律神経がうまく働かなくなることがあります。すると、体にさまざまな不調が表れるようになります。それらを総称して心身症と呼んでいます。

心身症の症状には、偏頭痛、食欲不振、めまい、耳鳴り、過敏性大腸炎、胃炎、起立性低血圧、心因性嘔吐、気管支ぜんそく、生理不順、自律神経失調症のほか、非常に広範囲にわたる症状があります。

どんな人でも、過酷なストレスにさらされ続けていると、胃腸障害や食欲不振、慢性頭痛などを起こしたりするものです。つねに多忙な職場では、それが職業病のようにも言われたりするものですが、これらの症状が長期にわたるのは、社会生活を営む上で大きな妨げとなりかねません。

とくにストレスを感じることが多いアスペルガー症候群の場合、心身症に陥り、さまざまな身体症状を引き起こしていることが少なくありません。それがもともとの生き辛さの上に、さらに苦痛を強める原因となってしまいます。

不快な症状を感じたら、なるべく早めに受診することが大切です。

また、不調の原因として心身症以外の別の病気が隠れていることもあります。ストレスからくるものと思い込み、頭痛や胃痛を鎮痛薬でまぎらわしていたら、重大な病気だった、ということもあります。心療内科や精神科の前に、内科など、専門機関の受診をしておきましょう。

話が混乱しがちな人は病院に行く前に、あらかじめメモなどに症状を控えておき、それを見せながら話すなど、わかりやすく伝える工夫をするといいでしょう。

【心身症】

- ストレスから自律神経がうまく働かなくなり、体にさまざまな不調が表れる。
- 症状は、偏頭痛、食欲不振、めまい、耳鳴り、過敏性大腸炎、胃炎、起立性低血圧、心因性嘔吐、気管支ぜんそく、自律神経失調症、更年期障害、下痢、便秘、発熱、円形脱毛症、アレルギー性鼻炎、生理異常、口内炎、顎関節症など、多岐にわたっている。
- 症状の陰に、内科的な病気が隠れていることがある。

ストレスを感じることが多い
アスペルガー症候群の場合、心身症から
さまざまな身体症状を引き起こし、
さらに苦痛が増していることがある。

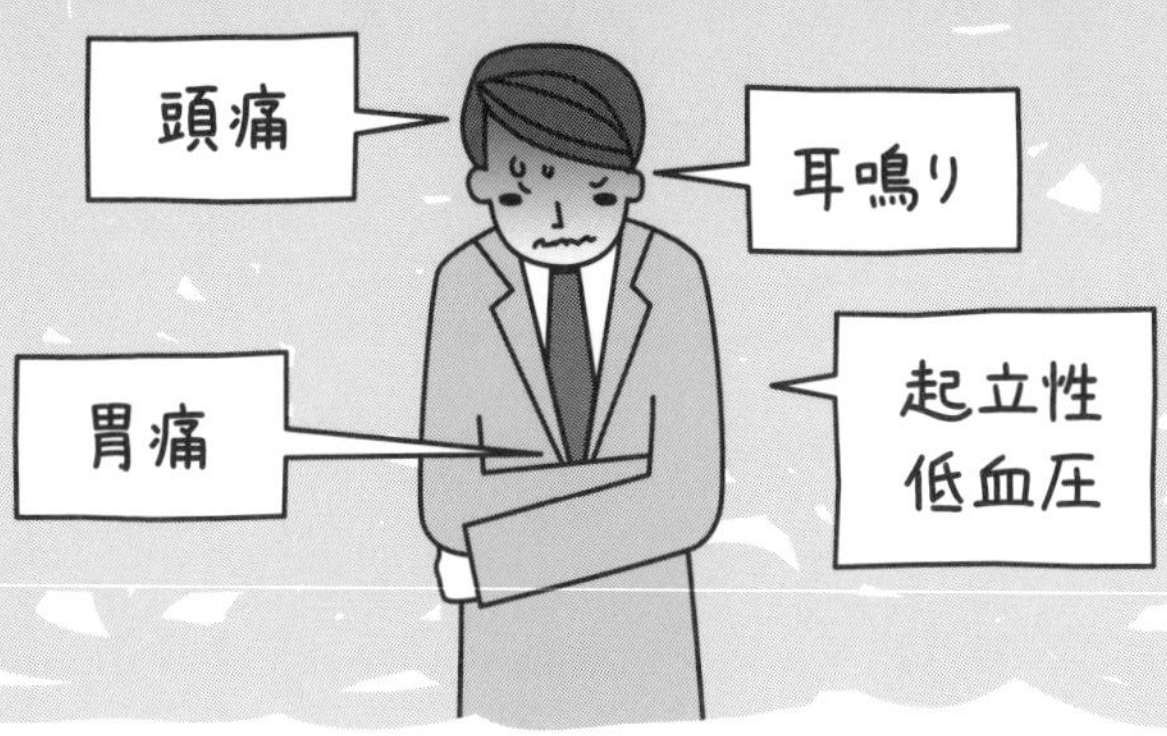

起こしやすい二次障害⑥

ありがちで体調を崩しやすい睡眠障害、摂食障害

これまで説明してきた二次障害のほかにも、気をつけたい症状はいろいろとあります。

その一つが睡眠障害です。夜、布団に入ってもなかなか寝つけない入眠困難のほか、寝つきは悪くないけれど夜中に目が覚めてしまう中途覚醒、朝早く目が覚めてしまう早朝覚醒もよくあります。うつ症状や強迫性障害の症状として表れることがよくありますが、睡眠障害だけが単独で起こることも少なくありません。

眠りが浅く、子供の頃からこれらの障害を抱えている例が多いのも特徴です。

摂食障害が見られることもあります。摂食障害とは心理的な原因から摂食行動に問題が出てくるものです。食べなくなる拒食症、大量に食べては吐くのをくり返す過食症がありますが、アスペルガー症候群は拒食症を併発することが多いと言われています。また強迫性障害で見られる独特な強迫観念から、食べることをしなくなるケースもあります。

そのほか、アスペルガー特有の摂食行動として、ただ食べなくなるだけでなく、非常に偏った食べ方をするというものもあります。これは限られた種類のものしか食べないとか、同じものだけを食べ続けるというパターンがよく見られます。

このような二次障害が続くと、当然ながら健康面に影響が出てきてしまいます。身体的な不調から、アスペルガーの特性がより強く出現することもあります。放置せずに専門医に相談し、治療を続けていくことが重要です。

また、本人が落ち着いた環境で過ごせるよう、周囲が配慮することも大切でしょう。

[睡眠障害]

- なかなか寝つけない「入眠困難」
- 夜中に目が覚める「中途覚醒」
- 朝早く目が覚める「早朝覚醒」
- うつ症状や強迫性障害の症状だが、睡眠障害だけが起こることもある。
- アスペルガー症候群の人は眠りが浅く、子供の頃からこれらの障害を抱えていることも多い。

[摂食障害]

- 心理的な原因から摂食行動に問題が出る。アスペルガー症候群は拒食症を併発することが多い。強迫性障害で見られる独特な強迫観念から、食べないこともある。
- 限られた種類のものしか食べない、同じものだけを食べ続けるなど、偏った食べ方をすることもある。

**健康面に影響が出やすく、
体調不良からアスペルガー症候群の
特性が強くなることもある。**

二次障害のある当事者に接していくには

二次障害が表れると、非常に苦しい精神状態となります。また本人だけでなく家族や周囲の人々も辛さやとまどいを感じることが多くなります。

二次障害は、そのままにしておくと悪化の一途をたどることが多いものです。疑われる症状が表れている時は、なるべく早いうちに精神科などで相談し、適切な対策をとりましょう。

現在、二次障害の治療は投薬が中心です。専門医の診察を受けると、症状に合わせて抗うつ剤や睡眠導入剤など、必要な薬が処方されます。不安やイライラが強い場合など、状態によっては適切な抗精神病薬が使われることもあります。

とくに、ＡＤＨＤなど他の発達障害を併発している場合、それらから引き起こされる症状も薬物によって抑えることがあります。

ただし、これらの薬物治療はアスペルガー症候群そのものを治療するわけではありません。精神的な不調を改善するためのものです。ですから、治療によって二次障害がおさまっても、本人を取り巻く環境が変わらなければ、また同じような状態をくり返します。対人関係などの根本的な対応が必要です。

二次障害を引き起こしている当事者を支えることは、家族など支援者にとっても非常に負担の大きいことです。なかなか理解し合えず、苦しむ当事者を前に悩むこともあるでしょう。また、受け止めようと頑張るあまり支援者自身が心身共に疲弊し、うつ病など精神的症状に追い込まれることもあります。このような場合は、家族も含めたカウンセリングを受けるなどの対策をとるようにします。

二次障害を抱えた人

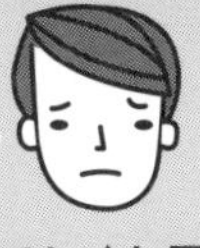

そのままにしておくと悪化をたどる。
早期の段階で精神科の受診が必要。
適切な投薬治療、カウンセリング、
行動療法などを行っていく。

治療はアスペルガーそのものを
改善するものではない。
環境が変わらなければ、二次障害をくり返すこともある。
家族などの支援者は、
自分自身が疲弊してしまわないように注意する。

支援の輪は大きく、広く

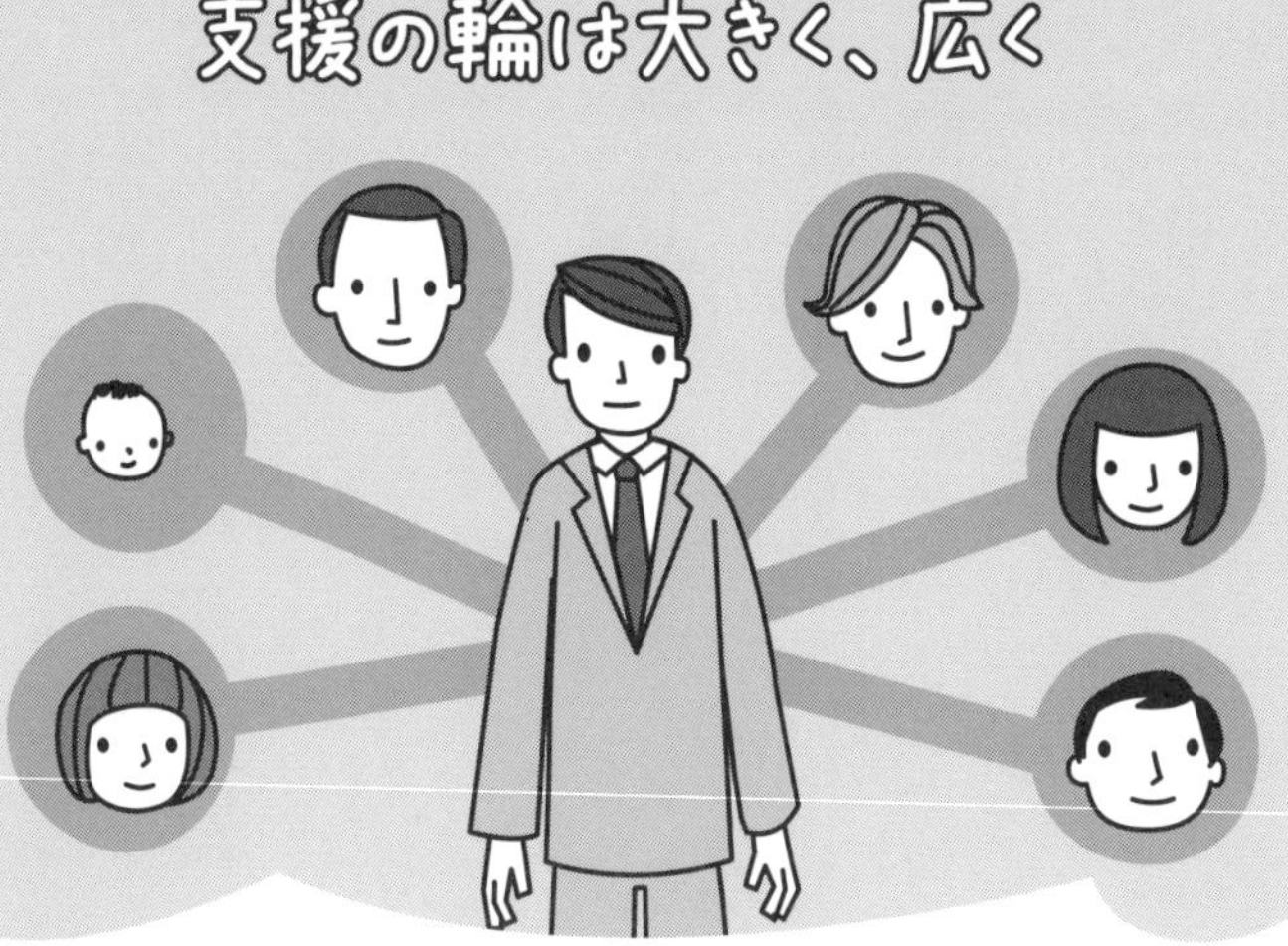

別の病気と間違えることもある

アスペルガー症候群と似たようなものに、ADHDやLDなどの発達障害があると説明しましたが、ほかにも間違われやすいものがあります。

たとえばうつ病から無気力になり、社会適応できない状態をアスペルガーの特性だと勘違いすることもあります。また、強迫性障害でもアスペルガーと似た症状を起こすことがあります。抱えている症状が精神的不調によるものか、それともアスペルガーが根底にあるものか、その診断は専門医でなければなかなか見分けがつかないこともあります。

医療機関でもしばしば間違われやすいのが統合失調症です。

アスペルガーの人は話にまとまりがつかなかったり、発想が飛躍しているように思われることがあります。そうした特徴が強く表れていると、統合失調症と誤診されることが少なくありません。アスペルガー症候群が現在のように広く認知される以前は、統合失調症と診断され、長期にわたって統合失調症の治療を受けていた人も少なくありませんでした。

統合失調症は青年期に発症することが多く、幼少の頃からかなり個性的な特性を抱えているアスペルガーとは違いがありますが、診断には難しい判断を要するのです。

さらに判断が難しいのは、これらの類似の疾患が、アスペルガーと併発しているケースです。自分ではアスペルガー症候群だと思っていても違う診断名がついたり、発達障害にあまり詳しくない医師のもとでの診断の場合は、セカンドオピニオンを求め、納得してから対策を考えていくことが必要です。

アスペルガー症候群と間違われやすいもの

ADHD

LD

うつ病

強迫性障害

統合失調症

アスペルガー症候群と類似の症状を持ちやすく、
医療機関で誤診されることも多い。
納得のいかない時は別の医療機関を受診し、
セカンドオピニオンを求める。

二次障害を防ぐために心の拠り所を持つ

二次障害を防ぐためにまず必要なのは、理解者を作ることです。周囲のすべての人にわかってもらうのはなかなか難しいことですが、たった一人でも理解し、悩みや辛さをきちんと受け止めてくれる人がいると、精神的にはとてもラクになります。

けれど、現実にはなかなかそう理想通りにはいきません。そうした時はすぐにあきらめず、何か糸口を探していきましょう。

たとえば家族の理解が得られなくても、友人や知人の中に話を聞いてもらえる人がいるかもしれません。

また、医療機関や発達障害者支援センターなどの相談機関とつながりを持ち、相談するのもいいでしょう。仕事のことならジョブコーチ（146ページ参照）を依頼して話をすることもできます。

すべてを受け入れてもらえる存在がなくても、こうして複数の拠り所を持っているだけで、当事者のみならず、サポートする側にとっても心強いものです。一人で悩みを抱え、息苦しい日々を送らずに、誰かにSOSを出しましょう。

そして毎日を規則正しく過ごし、休息やプライベートで楽しい時間を作り、心身ともにゆとりのある生活を心がけましょう。

アスペルガーの人は何かに夢中になると、ついつい残業や夜更かしをしたり、先を見通さずにギリギリまでそれに没頭してしまうことがあります。そのせいで生活のリズムが狂うと、心身の疲弊につながるので気をつけましょう。また、休みの日は休息や自分の楽しみを計画的に入れて、リラックスとリフレッシュにあてましょう。

こうしたメリハリが、心の安定を保つことにつながります。

二次障害の予防には……

1 心の拠り所となるような、話ができる窓口を持っておく。

家族、恋人、友人、知人、医療機関、専門カウンセラー、
発達障害者支援センター、ジョブコーチなど。

2 規則正しい生活を心がける。

夜更かしや夢中になりすぎる行動に気をつけて、
リズムのある昼型の生活を送る。
何かに熱中してズルズルと時間を過ごさないようにする。

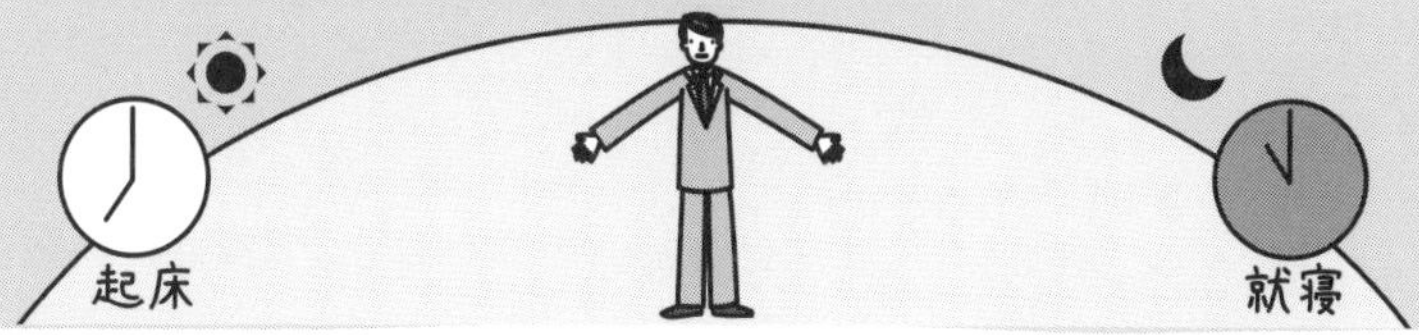

3 プライベートを大切にする。

ゆっくりと休息し、好きなことをする時間を
大切にする。
メリハリのあるプライベートでストレスを
解消すると、心が安定する。

6章
アスペルガーの社会的サポート

成人の診療窓口は まだ少ない

さて、ここまで何度も「専門の医療機関」という言葉が出てきましたが、それはいったいどんな所を指すのでしょうか。

実は残念ながら、成人のアスペルガー症候群を診察できる所はまだ多くはありません。成人の発達障害は、精神科が担当機関となりますが、アスペルガーに詳しい精神科は少ないのが現状です。

アスペルガー症候群外来などを掲げている診療所や病院でも、18歳未満の未成年者が対象で、大人は受け付けていない場合がよくあります。医療機関を訪ねる場合は、その前に成人の診察を受け入れているかどうかを確認しましょう。

ただ、大人のアスペルガー外来は予約制で、しかも数ヶ月先まで予約待ちのことも多いようです。気をつけましょう。

各都道府県には、「発達障害者支援センター」という公共窓口が設置されています。そこで紹介してもらうことも可能でしょう。また、保健所や精神保健福祉センターなど、各自治体が設けている関連機関で紹介してもらえることもあります。

最近はインターネットで関連情報を調べることがたやすくできるようになりました。それもあって、自分がアスペルガー症候群ではないかと疑問を持つ人も増えているようです。ネットの情報で、自分を正しく見つめ直すことができたり、これまで抱えてきた違和感がようやく腑に落ちた、と救われる思いをした人も大勢います。

また、ネットなら自分の居住自治体以外の情報を広く求めることもできます。専門機関とつながり、相談の足がかりをつかむこともできるでしょう。

専門の医療機関を探すには

① 各都道府県の
発達障害者支援センターで
紹介してもらう。

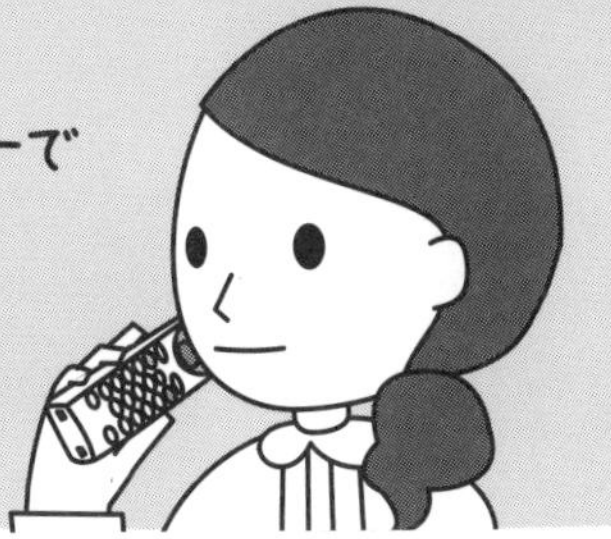

② 各自治体の関連窓口で
紹介してもらう。

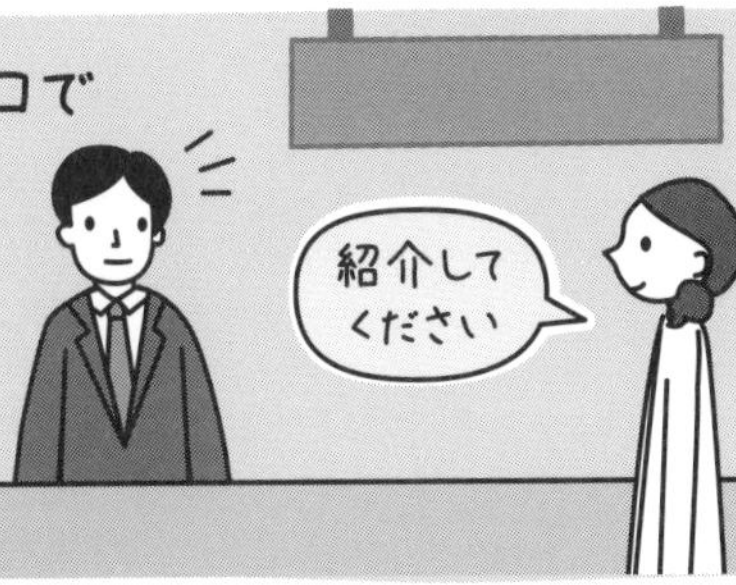

③ インターネットで
情報を探す。

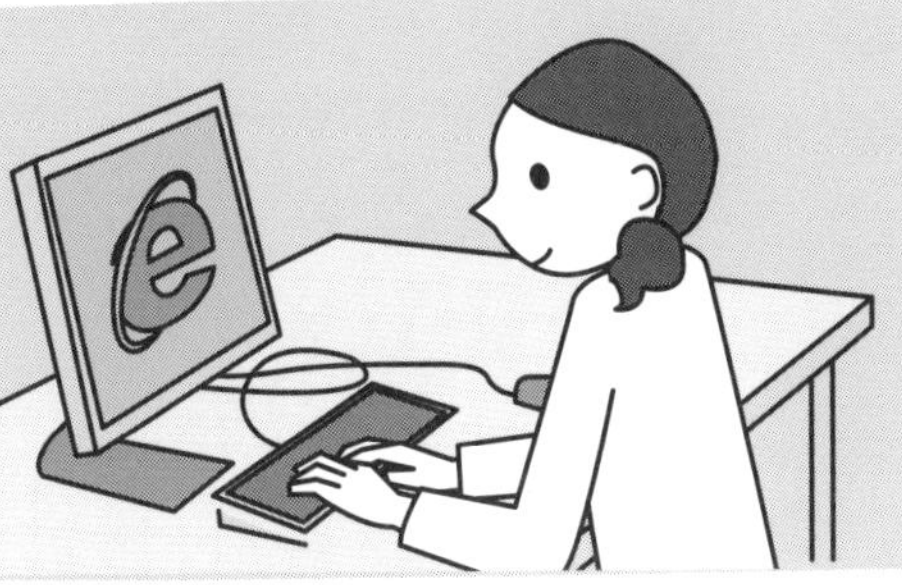

成人のアスペルガー症候群を受け付けている
医療機関はまだ少ないため、注意が必要。
成人の窓口があっても、数ヶ月先まで予約待ちの場合もある。

もっとも近しい社会、家族の理解が第一歩

アスペルガー症候群の人の一番の苦しみは、「家族が理解してくれない」ということです。当事者にとって、もっとも身近な社会は家族です。そこで拒絶されてしまうと、なかなか前へ進むことができません。

人には、自分を中心に3層の人間関係があります。第1層は家族や、親しい友人、恋人など親密に関わる関係です。

第2層は生活を送る上で関わらなくてはならない関係です。学校や職場の人などがあてはまります。

第3層は、必要がなければ関わらなくてもかまわない関係です。

アスペルガー症候群の人にとって、第1層の人々の理解とつながりが、何よりも欠かせないものです。この関係がうまく機能していないと、社会生活を営むことが非常に困難になります。反対に、ここがうまく機能していると、ほかの層との関わりに問題が生じても、乗り越えることができます。

けれど、家族が本人の特性を受け入れられないケースは少なくありません。親が「まともに育てたのだから、障害があるわけない」など、勘違いをしてありのままの本人を認めようとしない場合もあります。衝突をくり返し、双方とも疲弊し切っていることも少なくありません。

また、アスペルガーの人の親もアスペルガーだということもよくあります。この場合、双方ともに相手の気持ちを汲むことが苦手なため、理解し合うことができずに混乱が激しくなります。

家族になかなか理解してもらえない場合は、医療機関や専門カウンセラーに相談し、伝え方などを一緒に考えてもらうといいでしょう。

アスペルガー症候群と人間関係

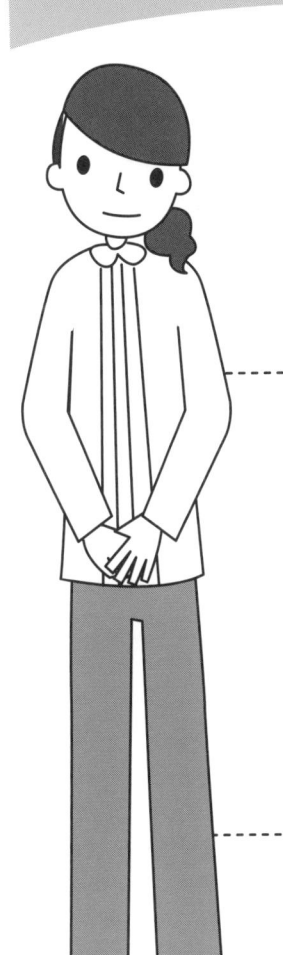

第1層

家族、親しい友人、恋人など

もっとも親密に関わる関係。
この層の人々の理解と支援は欠かせないもの。

第2層

生活を送る上で関わらなくてはならない人々

学校の先生やクラスメイト、職場の人々など。
無理に誰とでも仲良くする必要はないが、
理解し、支えてくれる心強い存在がほしい。

第3層

必要がなければ関わらなくてもかまわない人々

近隣に住む人々、親戚、行きつけの店の人など。
積極的につき合わなくてもいい。

家族がアスペルガー症候群と診断されたら

現在、精神障害者には精神障害者保健福祉手帳が発行されており、交付されると、さまざまな公的補助を受けることができます。この対象者には、アスペルガー症候群を含む発達障害者も含まれており、申請が可能です。申請には、医師の診断書を添えた申請書の提出が必要です。

アスペルガー症候群は、うつ病や引きこもりなどをきっかけに医療機関で発覚することも少なくありません。こういう場合は就労が難しく、収入に困る人もいます。そんな時はこの手帳の取得手続きをお勧めします。

優遇措置の内容は各自治体によって違いがありますが、交通機関運賃の割引や公営住宅入居、税制面などで優遇支援を受けられます。

そのほか、二次障害の治療では自立支援医療制度を利用して通院医療費の軽減措置を受けることができます。これは地域の保健所か精神保健福祉センターが窓口です。

アスペルガー症候群単独の診断を受けている人は、発達障害者支援センターでの支援を受けることができます。

ここは発達障害を抱える人の生活全般を包括的に支援する公的機関です。都道府県・指定都市もしくは、社会福祉法人、特定非営利活動法人などが運営しています。ここには臨床心理士、言語聴覚士、精神保健福祉士などの専門スタッフがおり、当事者や家族からのあらゆる相談に応じています。

当事者も家族も、誰にも相談できずに悩みを深め、社会から孤立しがちです。こうした社会的サポートと連携していくことで孤立化を防ぎ、さまざまな支援のもとに自立を目指すことができます。

アスペルガー症候群の人が受けられる公的な支援

「精神障害者保健福祉手帳」の発行

交通機関や公営住宅、
納税などの面で優遇される。

「自立支援医療制度」の利用

通院医療費、調剤費などの支給・援助

「発達障害者支援センター」の利用

臨床心理士、言語聴覚士、
精神保健福祉士などの専門スタッフによる
全般的な相談回答や助言を受けられる。

本人の適性に合う仕事探しが必須

アスペルガー症候群の人にとって深刻なのが就労の問題です。能力を生かし、社会の一員となっていくには、適性に合った仕事を選ぶことが必須条件です。相性のいい仕事に就くと非常に優れた能力を発揮しますが、適性の範囲が通常よりも非常に狭いので、支援者と一緒にそれをよく見極めることが重要です。

まず、本人がどんな分野に興味を持っているかを確認し、それを生かすにはどうすればいいか検討していきましょう。子供の頃から好きなものが固定されることが多いので、そのおさらいから始めます。

それは特定の分野への知識や興味というだけでなく、たとえば「ものをきちんとそろえることが好き」など行動面のパターンまで広げて可能性を考えます。

さらに行動面は、これは苦手だというものも挙げ、それが求められる職は避けることが肝心です。また、接客や柔軟な対応が求められる仕事は、興味がある分野であっても対応が難しいので注意しましょう。

なかなか適性の判断がつかない場合は、短期のアルバイトをいくつか経験してみるといいでしょう。「こういう仕事が好き」「この職場のこれがどうしても苦手」など、少しずつ情報を集めていく中で、適職を探していくようにします。

本人は、これまでに何度も社会の中で失敗経験をくり返し、自信を失っていることもあるかもしれません。過去の経験から仕事に対して積極的に取り組む意欲がなかなか湧かない場合は、就職支援団体のインターンシップ制度やトライアル雇用を利用したり、公的な支援制度を活用する方法もあります。

適性に合った仕事や職場を探すには

- 本人の興味のある分野を確認する。
- 本人の好きな行動パターンなどを確認する。
- 苦手な行動や嫌いなものを避ける。
- 接客や柔軟な対応が求められる仕事は避ける。
- 適性が判断つかない場合は、短期のアルバイトをいくつか経験してみる。
- 仕事に対して積極的に取り組めない場合は、就職支援団体のインターンシップ制度を利用したり、公的な支援制度を活用する。

← 公的支援制度については次のページへ！

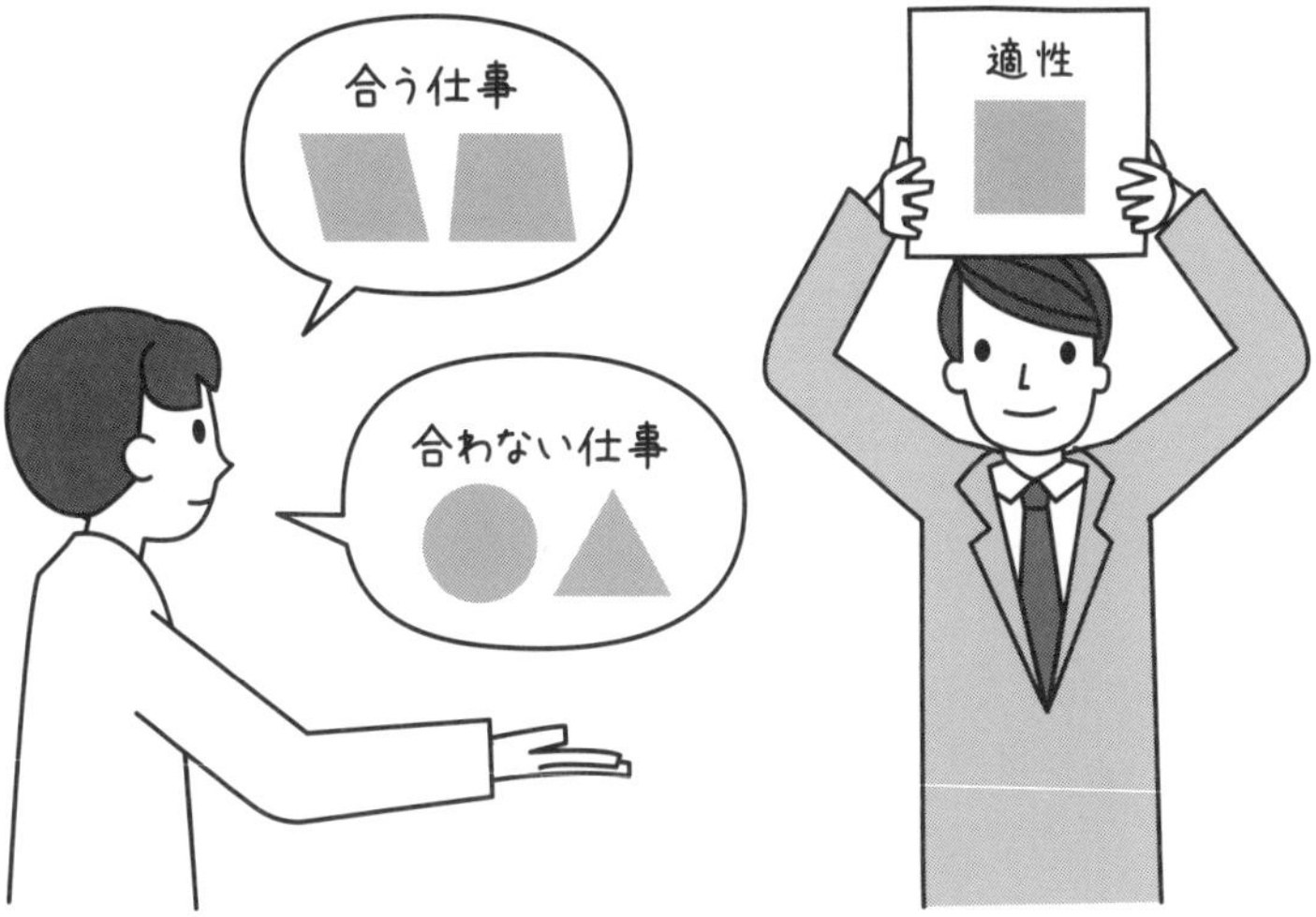

就労は、家族だけでなく公的機関でも相談する

アスペルガーの人が適職を探すのは、本人と支援者の努力だけではなかなか難しいものです。途中で挫折してしまわないよう、公的な支援をぜひ活用しましょう。

アスペルガー症候群の人が活用できる就職支援制度は各自治体などにいくつかあります。具体的な就労先の紹介だけでなく、職業能力の評価や作業訓練、対人訓練を行う機関や、就労全般に関する相談窓口を担っている機関もあります。

就労についても、まずは発達障害者支援センターで困っていることや悩みを相談してみましょう。支援センターで就労の意向があることを伝え、作業の向き不向き、社会的スキルの状況などを確認していきます。そして、連携しながら就職先を紹介してくれる機関とつながっていくといいでしょう。

たとえば地域障害者職業センターやハローワークなどがその担当機関になります。これらの就労窓口には、障害者専門の窓口を設置し、臨床心理士など専門スタッフが対応してくれるところもあります。

また障害者職業センターは、あらゆる障害者の就労に関する支援を行う機関です。発達障害者の支援もしており、職業能力評価や作業訓練、対人訓練などを受けながら障害者の受け入れをしている企業を紹介してもらうことができます。

これらのほか、地域若者サポートステーションや障害者職業能力開発校、精神保健福祉センターやさまざまな支援団体が支援を行っています。

家族だけで悩みを抱え込まずに、積極的にこうした機関に出向き相談することがお勧めです。誰かに聞いてもらうだけでも、心が軽くなることもあります。

就労に関する相談は、公的機関を活用しよう

- 働くことへの不安や悩みの相談窓口
- 職業能力の評価
- 作業訓練、対人訓練
- 就職先の紹介・あっせん
- 就職支援プログラムやセミナーの実施
- ジョブトレーニングの実施

くわしい
専門機関一覧は
153ページへ!

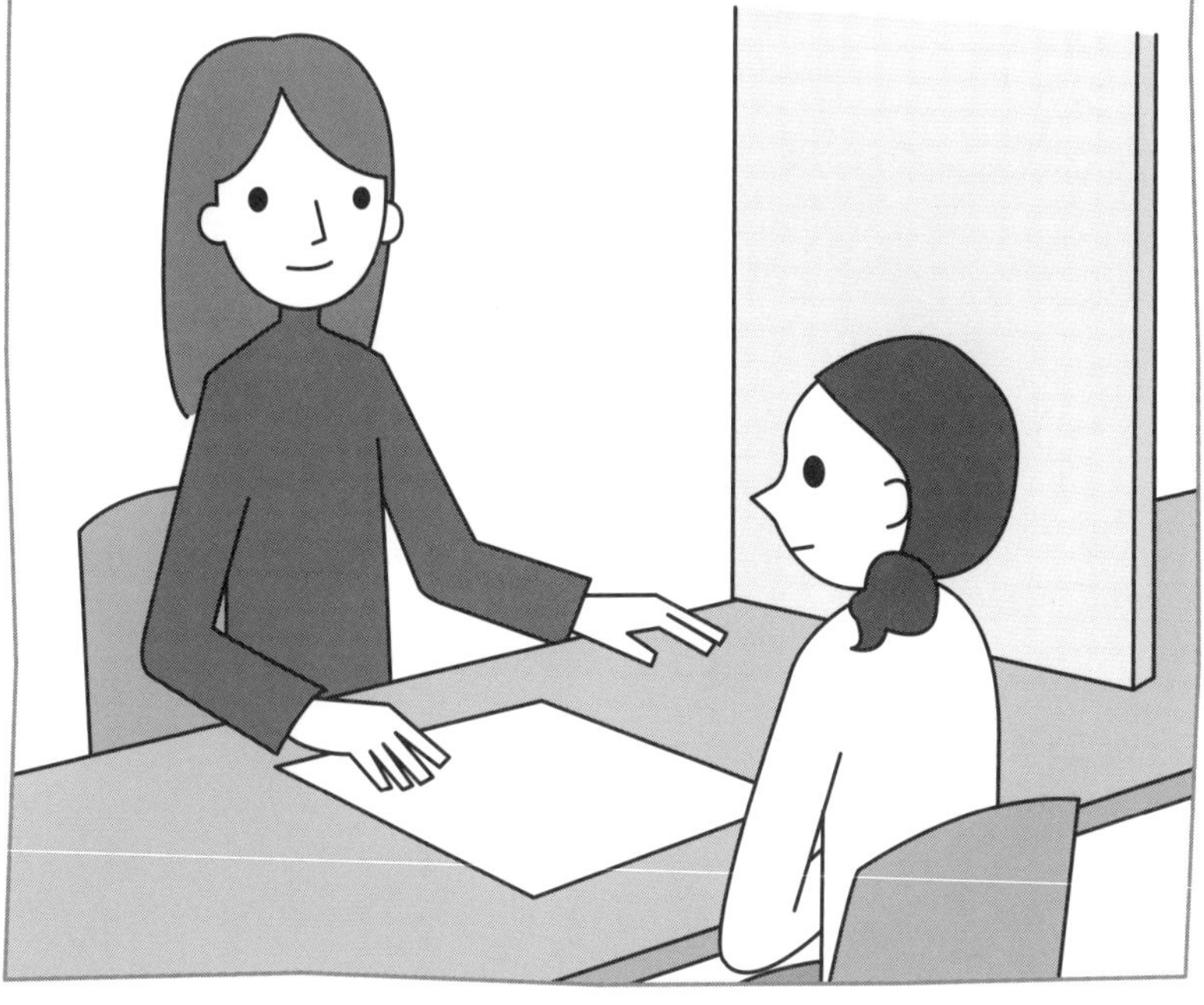

より個人的なサポートを受けるには

就労に関する支援には、さらに個人的にサポートしてくれるものもあります。

まず、精神科などの医療機関が行うものとしてデイケアがあります。これは、うつ病などの二次障害を起こした人が受けられる通院治療の一環です。

デイケアには、就労に関するセミナーやマナーを学ぶセミナー、対人コミュニケーションを学ぶ参加型のプログラム、二次障害を防ぐための生活指導、レクリエーションなどさまざまなものがあります。これらのデイケアから社会的スキルと生活面のスキルを学びます。

デイケアは数ヵ月単位の長期にわたるものが多く、ゆっくりと社会復帰を目指して力をつけられるのが特徴です。すべての精神科で行っているわけではありませんが、紹介してもらうことも可能ですので、受診した医療機関に受講を相談するといいでしょう。本人だけでなく、家族を対象にしたクラスを実施している機関もあります。

具体的な就労支援に関してはジョブコーチの派遣制度の活用があります。ジョブコーチとは障害者がうまく企業で働けるように、支援計画に基づいて当事者と企業の双方を支援する専門スタッフのことです。障害者職業センターや就労支援を行う社会福祉法人に依頼すると派遣してもらうことができます。

ジョブコーチは仕事の内容や進め方、職場でのコミュニケーションについてなど、就労に関わるさまざまな事柄の指導やアドバイスを行います。企業側にも、当事者の能力を引き出す接し方などをアドバイスしてくれます。就職後のスタートが不安な人にとって心強い味方になるでしょう。

個別に受けられる支援

デイケア

- 医療機関で行う通院治療の一環。
- 就労に関するセミナーやマナーを学ぶセミナー、対人コミュニケーションを学ぶ参加型のプログラム、二次障害を防ぐための生活指導、レクリエーションなどさまざまなものがある。
- 人とのつき合い方などの社会的スキルと、二次障害を起こさない過ごし方などの生活面のスキルを学ぶことができる。
- 数ヵ月単位の長期にわたるものが多い。
- 本人だけでなく、家族を対象にしたものもある。

ジョブコーチ

- 障害者への具体的な就労支援を行う。
- 支援計画に基づき当事者と企業双方に働きかけ、スムーズな就労をサポートする。
- 仕事の内容や進め方、職場でのコミュニケーションについてなど、就労に関わるさまざまなことについて指導やアドバイスをしてもらえる。
- 企業側に、当事者の能力を引き出す仕事の進め方や接し方などをアドバイスしてくれる。
- 障害者職業センターや就労支援を行う社会福祉法人に依頼すると派遣してもらうことができる。

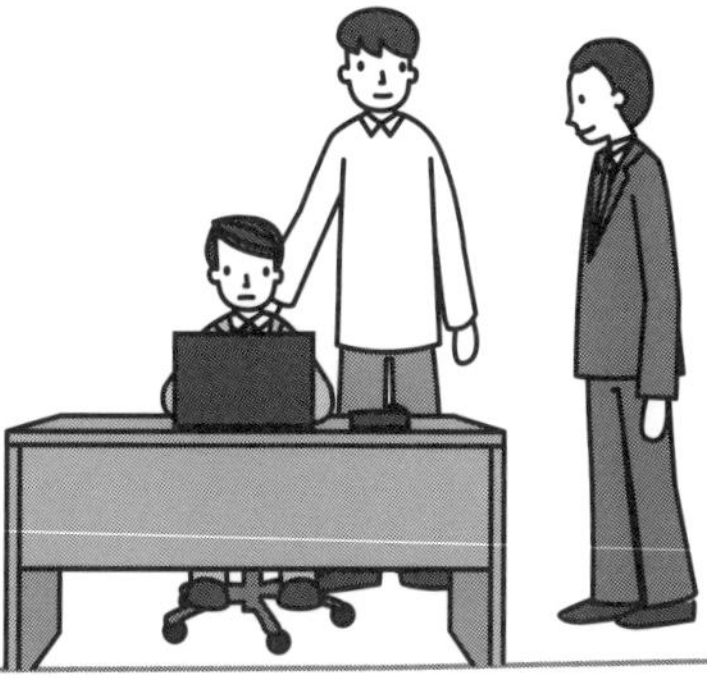

ストレスでつまずかないように気をつける

アスペルガーの人が自分の特性をコントロールしながら社会生活を送るのは、とても大変なことです。生まれつき左利きの人が右手で作業を行おうとするような努力を、次々と強いられるようなものです。

　とくに就労して間もない頃は、毎日が頑張りと緊張のただ中にあり、二次障害を引き起こすきっかけにもなりかねません。それを上手に乗り切っていくには、日常の中での工夫が大切です。家族や支援者はそのコツを知り、本人にアドバイスしたり、支援者自身も協力や配慮をしていきましょう。

　まずは生活のリズムを整え、心身の安定を守りましょう。夜更かしを控え、規則正しい食事や睡眠を確保するようにします。

　そしてルールやマニュアルをきちんと作成し、時々読み返してしっかり自分のものにしていくことが大切です。マニュアルとして毎日の行動になじんでいけば、それを行うためのストレスは軽減されていくでしょう。またノートを用意し、どんなことでもメモをしておく習慣を作ると忘れることや混乱することが少なくてすみます。

　モノがたくさんあると混乱することが多くなります。職場もそうですが、自宅や自分の居室もなるべくモノを置かずにスッキリとシンプルに保つ工夫をすることが大切です。

　休日はゆっくりと時間をとり、自分の時間を大切に過ごすことを心がけます。一人でマイペースでいられる時間、好きなことに没頭できる時間を持つことは、アスペルガーの人にとってなくてはならないものです。とくにイライラや不安感が高まっている時は、こうした時間をじゅうぶんに確保しましょう。

ストレスを軽減し、二次障害を防ぐ習慣術

1 生活のリズムを整え、心身の安定を守る。夜更かしを控え、規則正しい食事や睡眠を確保する。

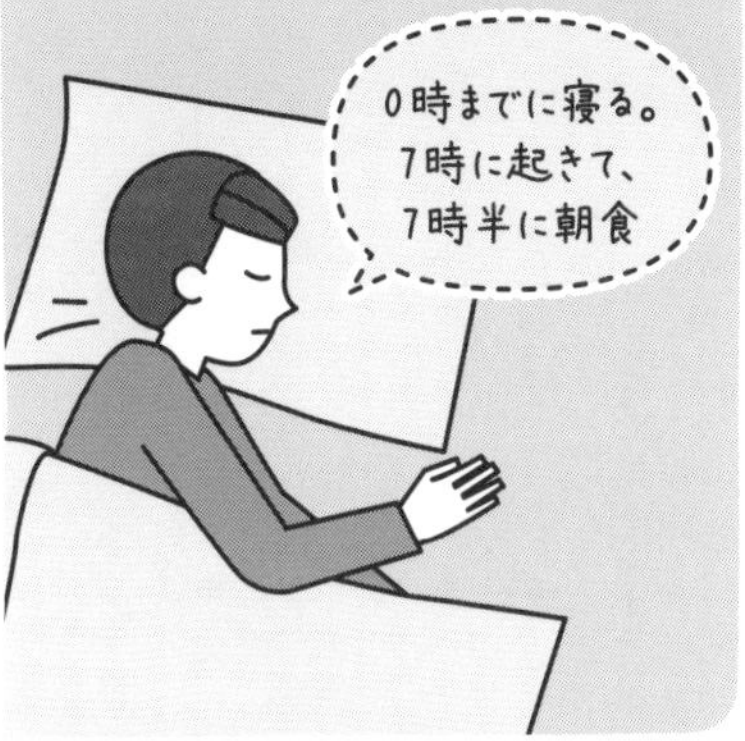
0時までに寝る。
7時に起きて、
7時半に朝食

2 ルールやマニュアルをきちんと作成し、時々読み返してしっかり自分のものにしていく。マニュアルとは別にノートを用意し、どんなことでもメモをとる。

メモメモ

3 モノが多いのは混乱のもと。職場、自宅、自分の居室は整理整とんを心がけ、スッキリとシンプルに保つ。

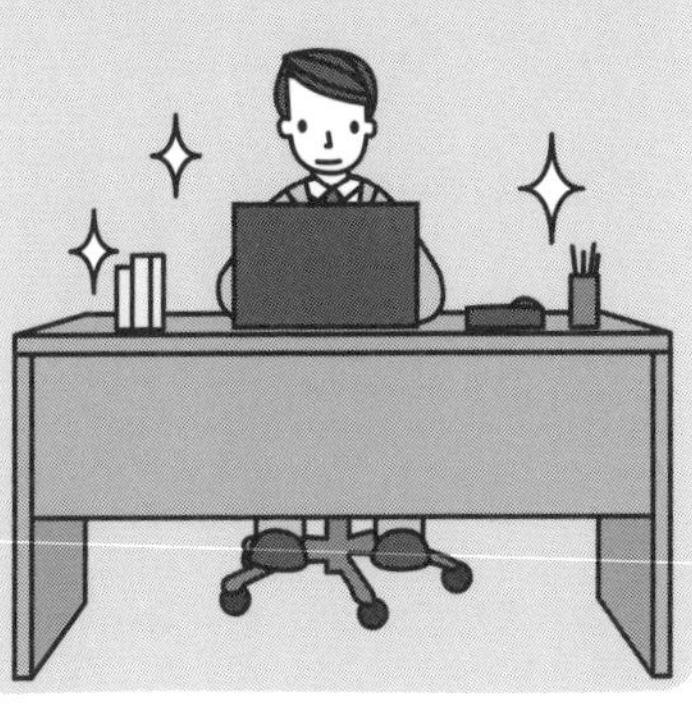

4 休日はゆっくりと時間をとり、自分の時間を大切に過ごす。一人でマイペースでいられる時間、好きなことに没頭できる時間を持つ。とくにイライラや不安が強い時はこうした時間が大切。

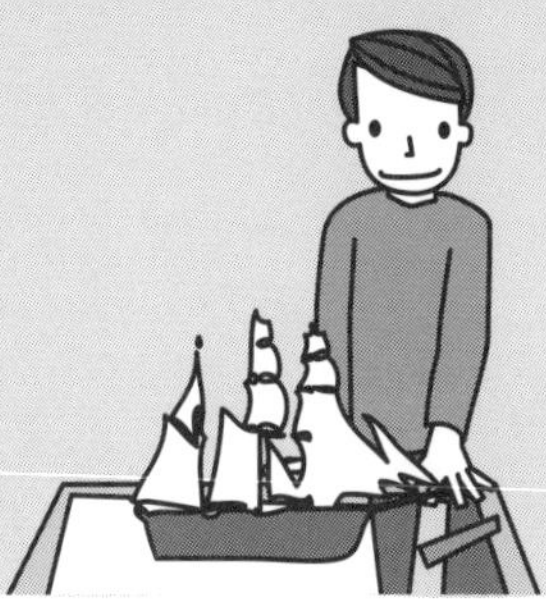

犯罪やトラブルから守っていくことが重要

社会的スキルや就労に関するサポートのほかにも、身近な支援者がすべきフォローはあります。中でも気をつけたいのが、さまざまな勧誘や金銭トラブルから当事者を守る手助けをすることです。

言葉の裏側を邪推せず素直に受け止めるのはアスペルガーの人の長所ですが、人を疑わないためにトラブルに巻き込まれることがあります。セールストークや訪問勧誘をそのまま信じてあらゆる商品を買ってしまったり、さほど親しくない相手に金銭を貸してしまうなどの例が少なくありません。

悪意が見抜けないために、詐欺や悪質な高額品の契約にひっかかったり、断れないような恐喝を受けることもあります。

また、仲間はずれにされたくない、相手から怒られたくないなどの理由から、犯罪行為に加担したり、知らないうちに犯罪に巻き込まれていることもあります。

こうしたトラブルから遠ざかって生きていくには、当事者だけの判断ではなかなか難しいこともあります。巻き込まれないようにと周囲の人がよく注意をしながら見守っていくことが必要なのです。

また、本人が自分で身を守れるように教えてあげるのも、周囲の支援者の大切な役割です。

金銭を計画的に管理していくことや、素性のよくわからない人の話を鵜呑みにしないこと、勧誘などには耳を貸さずに速やかに距離を置くことなど、トラブルから事前に離れる術をマニュアルとして教えていきましょう。

そして、お金が絡む物事は、必ず支援者に相談するよう徹底することも大切です。

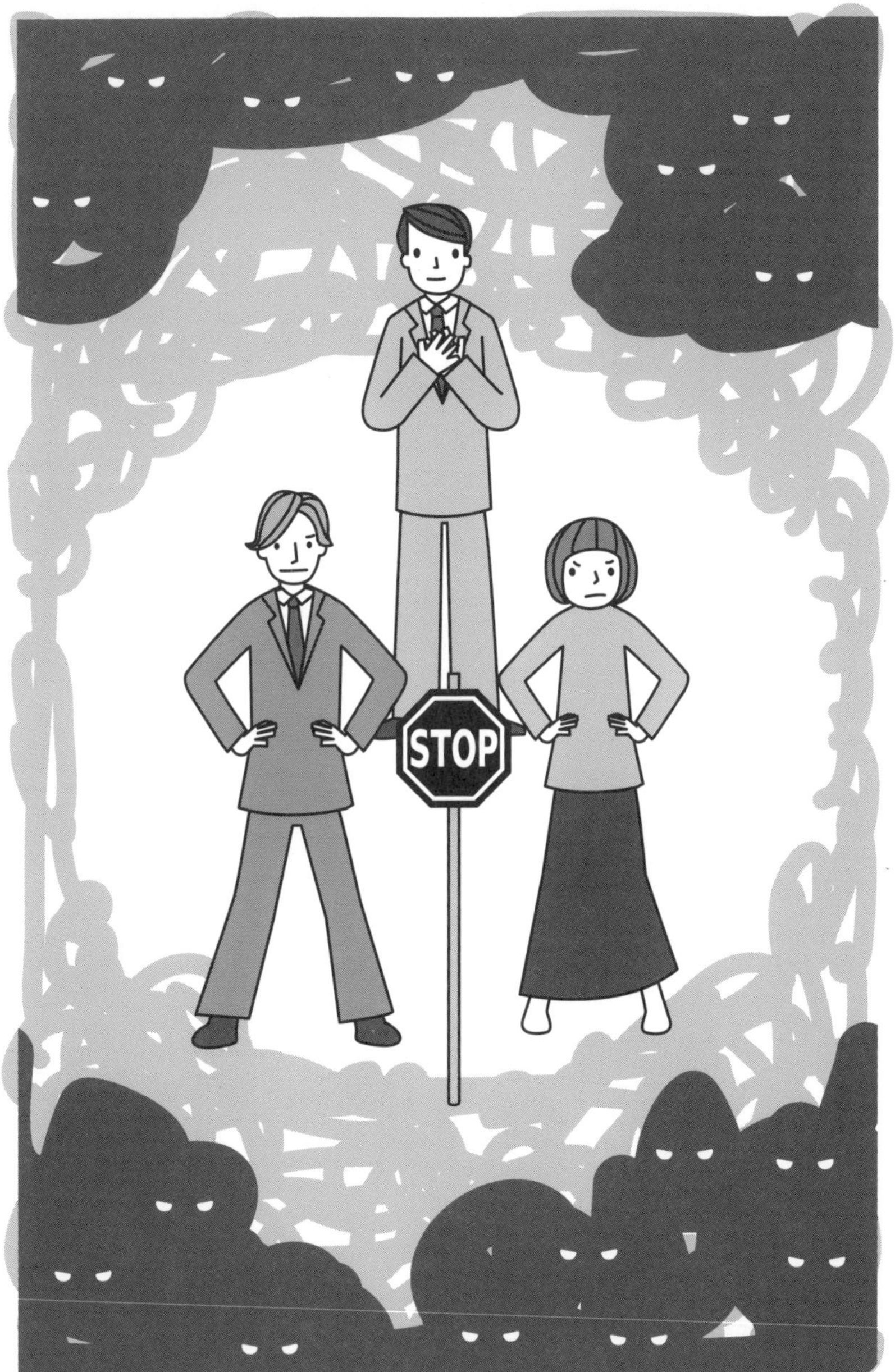
STOP

アスペルガー症候群の人のサポート機関とそのサイト

発達障害情報・支援センター（厚生労働省） http://www.rehab.go.jp/ddis/ 当事者と家族に必要な情報を年代別に網羅する厚生労働省の情報サイト。
社団法人　日本自閉症協会 http://www.autism.or.jp/ 自閉症児者全体の福祉増進を目的とした社団法人とその情報支援サイト。 アスペルガー症候群のページもある。
日本発達障害ネットワーク http://jddnet.jp/ 発達障害関係の団体や研究会などの幅広いネットワーク。 発達障害者の自立と社会参加の推進を目的としている。
独立行政法人　高齢・障害・求職者雇用支援機構 http://www.jeed.or.jp/ 高齢者、障害者、求職者の雇用と職業能力訓練についての支援を行う機関。 さまざまな訓練コースなどの受講もできる。 また、ジョブコーチによる支援事業については、下記で案内している。 http://www.jeed.or.jp/disability/person/jobcoach/job01.html

地域障害者職業センター一覧

障害者の自立を目指し、就職先のあっせんや生活相談などを行う、
厚生労働省が認めた民間施設、支援センターの全国一覧。

センター名	所在地	問い合わせ先
北海道障害者職業センター	〒001-0024 札幌市北区北二十四条西5-1-1　札幌サンプラザ5階	TEL：011-747-8231 FAX：011-747-8134 E-mail：hokkaido-ctr@jeed.or.jp
同 旭川支所	〒070-0034 旭川市四条通8丁目右1号　ツジビル5階	TEL：0166-26-8231 FAX：0166-26-8232 E-mail：asahikawa-ctr@jeed.or.jp
青森障害者職業センター	〒030-0845 青森市緑2-17-2	TEL：017-774-7123 FAX：017-776-2610 E-mail：aomori-ctr@jeed.or.jp
岩手障害者職業センター	〒020-0133 盛岡市青山4-12-30	TEL：019-646-4117 FAX：019-646-6860 E-mail：iwate-ctr@jeed.or.jp
宮城障害者職業センター	〒983-0836 仙台市宮城野区幸町4-6-1	TEL：022-257-5601 FAX：022-257-5675 E-mail：miyagi-ctr@jeed.or.jp
秋田障害者職業センター	〒010-0944 秋田市川尻若葉町4-48	TEL：018-864-3608 FAX：018-864-3609 E-mail：akita-ctr@jeed.or.jp
山形障害者職業センター	〒990-0021 山形市小白川町2-3-68	TEL：023-624-2102 FAX：023-624-2179 E-mail：yamagata-ctr@jeed.or.jp
福島障害者職業センター	〒960-8135 福島市腰浜町23-28	TEL：024-522-2230 FAX：024-522-2261 E-mail：fukushima-ctr@jeed.or.jp
茨城障害者職業センター	〒309-1703 笠間市鯉淵6528-66	TEL：0296-77-7373 FAX：0296-77-4752 E-mail：ibaraki-ctr@jeed.or.jp

栃木障害者 職業センター	〒320-0865 宇都宮市睦町3-8	TEL：028-637-3216 FAX：028-637-3190 E-mail：tochigi-ctr@jeed.or.jp
群馬障害者 職業センター	〒379-2154 前橋市天川大島町 130-1	TEL：027-290-2540 FAX：027-290-2541 E-mail：gunma-ctr@jeed.or.jp
埼玉障害者 職業センター	〒338-0825 さいたま市桜区下大久 保136-1	TEL：048-854-3222 FAX：048-854-3260 E-mail：saitama-ctr@jeed.or.jp
千葉障害者 職業センター	〒261-0001 千葉市美浜区幸町1-1-3	TEL：043-204-2080 FAX：043-204-2083 E-mail：chiba-ctr@jeed.or.jp
東京障害者 職業センター	〒110-0015 台東区東上野4-27-3 上野トーセイビル3階	TEL：03-6673-3938 FAX：03-6673-3948 E-mail：tokyo-ctr@jeed.or.jp
同 多摩支所	〒190-0012 立川市曙町2-38-5 立川ビジネスセンタービ ル5階	TEL：042-529-3341 FAX：042-529-3356 E-mail：tama-ctr@jeed.or.jp
神奈川障害者 職業センター	〒252-0315 相模原市南区桜台13-1	TEL：042-745-3131 FAX：042-742-5789 E-mail：kanagawa-ctr@jeed.or.jp
新潟障害者 職業センター	〒950-0067 新潟市東区大山2-13-1	TEL：025-271-0333 FAX：025-271-9522 E-mail：niigata-ctr@jeed.or.jp
富山障害者 職業センター	〒930-0004 富山市桜橋通り1-18 住友生命富山ビル7階	TEL：076-413-5515 FAX：076-413-5516 E-mail：toyama-ctr@jeed.or.jp
石川障害者 職業センター	〒920-0856 金沢市昭和町16-1 ヴィサージュ1階	TEL：076-225-5011 FAX：076-225-5017 E-mail：ishikawa-ctr@jeed.or.jp
福井障害者 職業センター	〒910-0026 福井市光陽2-3-32	TEL：0776-25-3685 FAX：0776-25-3694 E-mail：fukui-ctr@jeed.or.jp

山梨障害者 職業センター	〒400-0864 甲府市湯田2-17-14	TEL：055-232-7069 FAX：055-232-7077 E-mail：yamanashi-ctr@jeed.or.jp
長野障害者 職業センター	〒380-0935 長野市中御所3-2-4	TEL：026-227-9774 FAX：026-224-7089 E-mail：nagano-ctr@jeed.or.jp
岐阜障害者 職業センター	〒502-0933 岐阜市日光町6-30	TEL：058-231-1222 FAX：058-231-1049 E-mail：gifu-ctr@jeed.or.jp
静岡障害者 職業センター	〒420-0851 静岡市葵区黒金町59-6 大同生命静岡ビル7階	TEL：054-652-3322 FAX：054-652-3325 E-mail：shizuoka-ctr@jeed.or.jp
愛知障害者 職業センター	〒453-0015 名古屋市中村区椿町1-16 井門名古屋ビル4階	TEL：052-452-3541 FAX：052-452-6218 E-mail：aichi-ctr@jeed.or.jp
同 豊橋支所	〒440-0888 豊橋市駅前大通り1-27 MUS豊橋ビル6階	TEL：0532-56-3861 FAX：0532-56-3860 E-mail：toyohashi-ctr@jeed.or.jp
三重障害者 職業センター	〒514-0002 津市島崎町327-1	TEL：059-224-4726 FAX：059-224-4707 E-mail：mie-ctr@jeed.or.jp
滋賀障害者 職業センター	〒525-0027 草津市野村2-20-5	TEL：077-564-1641 FAX：077-564-1663 E-mail：shiga-ctr@jeed.or.jp
京都障害者 職業センター	〒600-8235 京都市下京区西洞院通 塩小路下る東油小路町 803	TEL：075-341-2666 FAX：075-341-2678 E-mail：kyoto-ctr@jeed.or.jp
大阪障害者 職業センター	〒541-0056 大阪市中央区久太郎町 2-4-11　クラボウアネッ クスビル4階	TEL：06-6261-7005 FAX：06-6261-7066 E-mail：osaka-ctr@jeed.or.jp
同 南大阪支所	〒591-8025 堺市北区長曽根町130- 23　堺商工会議所5階	TEL：072-258-7137 FAX：072-258-7139 E-mail：minamiosaka-ctr@jeed.or.jp

兵庫障害者 職業センター	〒657-0833 神戸市灘区大内通 5-2-2	TEL：078-881-6776 FAX：078-881-6596 E-mail：hyogo-ctr@jeed.or.jp
奈良障害者 職業センター	〒630-8014 奈良市四条大路4-2-4	TEL：0742-34-5335 FAX：0742-34-1899 E-mail：nara-ctr@jeed.or.jp
和歌山障害者 職業センター	〒640-8323 和歌山市太田130-3	TEL：073-472-3233 FAX：073-474-3069 E-mail：wakayama-ctr@jeed.or.jp
鳥取障害者 職業センター	〒680-0842 鳥取市吉方189	TEL：0857-22-0260 FAX：0857-26-1987 E-mail：tottori-ctr@jeed.or.jp
島根障害者 職業センター	〒690-0877 松江市春日町532	TEL：0852-21-0900 FAX：0852-21-1909 E-mail：shimane-ctr@jeed.or.jp
岡山障害者 職業センター	〒700-0821 岡山市北区中山下 1-8-45　NTTクレド岡 山ビル17階	TEL：086-235-0830 FAX：086-235-0831 E-mail：okayama-ctr@jeed.or.jp
広島障害者 職業センター	〒732-0052 広島市東区光町 2-15-55	TEL：082-263-7080 FAX：082-263-7319 E-mail：hiroshima-ctr@jeed.or.jp
山口障害者 職業センター	〒747-0803 防府市岡村町3-1	TEL：0835-21-0520 FAX：0835-21-0569 E-mail：yamaguchi-ctr@jeed.or.jp
徳島障害者 職業センター	〒770-0823 徳島市出来島本町1-5 4・5階	TEL：088-611-8111 FAX：088-611-8220 E-mail：tokushima-ctr@jeed.or.jp
香川障害者 職業センター	〒760-0055 高松市観光通2-5-20	TEL：087-861-6868 FAX：087-861-6880 E-mail：kagawa-ctr@jeed.or.jp
愛媛障害者 職業センター	〒790-0808 松山市若草町7-2	TEL：089-921-1213 FAX：089-921-1214 E-mail：ehime-ctr@jeed.or.jp

高知障害者 職業センター	〒781-5102 高知市大津甲770-3	TEL：088-866-2111 FAX：088-866-0676 E-mail：kochi-ctr@jeed.or.jp
福岡障害者 職業センター	〒810-0042 福岡市中央区赤坂 1-6-19　ワークプラザ 赤坂5階	TEL：092-752-5801 FAX：092-752-5751 E-mail：fukuoka-ctr@jeed.or.jp
同 北九州支所	〒802-0066 北九州市小倉北区萩崎 町1-27	TEL：093-941-8521 FAX：093-941-8513 E-mail：kitakyusyu-ctr@jeed.or.jp
佐賀障害者 職業センター	〒840-0851 佐賀市天祐1-8-5	TEL：0952-24-8030 FAX：0952-24-8035 E-mail：saga-ctr@jeed.or.jp
長崎障害者 職業センター	〒852-8104 長崎市茂里町3-26	TEL：095-844-3431 FAX：095-848-1886 E-mail：nagasaki-ctr@jeed.or.jp
熊本障害者 職業センター	〒862-0971 熊本市中央区大江 6-1-38 4階	TEL：096-371-8333 FAX：096-371-8806 E-mail：kumamoto-ctr@jeed.or.jp
大分障害者 職業センター	〒874-0905 別府市上野口町 3088-170	TEL：0977-25-9035 FAX：0977-25-9042 E-mail：oita-ctr@jeed.or.jp
宮崎障害者 職業センター	〒880-0014 宮崎市鶴島2-14-17	TEL：0985-26-5226 FAX：0985-25-6425 E-mail：miyazaki-ctr@jeed.or.jp
鹿児島障害者 職業センター	〒890-0063 鹿児島市鴨池2-30-10	TEL：099-257-9240 FAX：099-257-9281 E-mail：kagoshima-ctr@jeed.or.jp
沖縄障害者 職業センター	〒900-0006 那覇市おもろまち 1-3-25　沖縄職業総合 庁舎5階	TEL：098-861-1254 FAX：098-861-1116 E-mail：okinawa-ctr@jeed.or.jp

監修者プロフィール

上野一彦　うえの かずひこ

1943年生まれ。東京学芸大学名誉教授。現在、大学入試センター特任教授。東京大学大学院修了後、東京大学助手、東京学芸大学講師、助教授、1990年より教授、2009年退職。早くからＬＤ教育の必要性を主張。その支援教育を実践するとともに啓発活動を行い、1990年全国ＬＤ親の会、1992年日本ＬＤ学会設立に携わる。文部科学省「学習障害児の指導方法に関する調査研究」「21世紀の特殊教育の在り方に関する調査研究」「特別支援教育の在り方に関する調査研究」の協力者会議委員、文科省初中局視学委員、東京都「心身障害教育改善検討委員会」委員長等を務める。1994年より日本ＬＤ学会会長、2009年同法人化に伴い一般社団法人日本ＬＤ学会理事長。一般財団法人特別支援教育士資格認定協会副理事長。財団法人日本英語検定協会理事等。学校心理士、特別支援教育士スーパーバイザー、文部科学省小中局視学委員等。

おもな著書に『LD と ADHD』『LD とディスレクシア』『LD 教授の贈り物』（以上、講談社）、『図解 よくわかる大人のアスペルガー症候群』（ナツメ社）、『イラスト版 ＬＤのともだちを理解する本』（合同出版）ほか多数。

参考書籍

『図解 よくわかる大人のアスペルガー症候群』
（上野一彦／市川宏伸共著・ナツメ社刊）
『よくわかる大人のアスペルガー症候群』（梅永雄二著・主婦の友社刊）
『大人のアスペルガー症候群』（佐々木正美・梅永雄二監修・講談社刊）

イラスト版《ばん》こころの健康《けんこう》クリニック

大人《おとな》のアスペルガーを知《し》る本《ほん》

2012年11月6日　第1版第1刷発行
2015年2月26日　第1版第2刷発行

監修者　上野《うえの》 一彦《かずひこ》

発行人　高比良公成
発行所　株式会社アスペクト
〒101-0052 東京都千代田区神田小川町3-8
神田駿河台ビル4階
電話 03-5281-2551
FAX 03-5281-2552
ホームページ http://www.aspect.jp/

印刷所　中央精版印刷株式会社

本文デザイン・イラスト　鳩貝一子（トリア）
編集協力　小林麻子（トリア）

ISBN978-4-7572-2164-2